常玲图解妇产百科 ①

十月怀胎

常玲 / 著

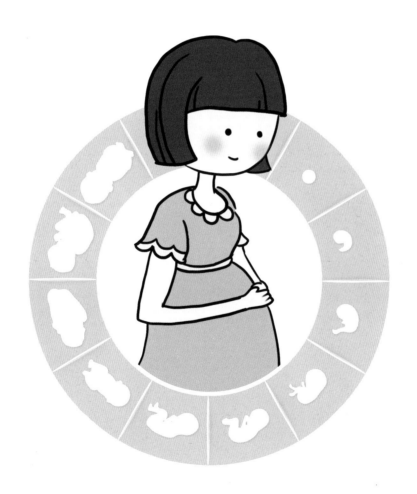

人民东方出版传媒
东方出版社

图书在版编目（CIP）数据

十月怀胎 / 常玲 著. — 北京：东方出版社，2015.1
（常玲图解妇产百科：1）
ISBN 978-7-5060-7977-8

Ⅰ.①十…　Ⅱ.①常…　Ⅲ.①妊娠期—妇幼保健—图解　Ⅳ.①R715.3-64

中国版本图书馆CIP数据核字（2015）第018318号

常玲图解妇产百科1：十月怀胎
（CHANGLING TUJIE FUCHAN BAIKE 1:SHIYUE HUAITAI）

作　　者：常　玲
责任编辑：杜晓花
出　　版：东方出版社
发　　行：人民东方出版传媒有限公司
地　　址：北京市东城区东四十条113号
邮　　编：100007
印　　刷：北京京都六环印刷厂
版　　次：2015年4月第1版
印　　次：2018年9月第7次印刷
开　　本：710毫米×970毫米 1/16
印　　张：11
字　　数：150千字
书　　号：ISBN 978-7-5060-7977-8
定　　价：38.00元
发行电话：（010）85924663　85924644　85924641

十月怀胎，添丁进口，于寻常百姓就是最大的喜事。于医者，因为母子平安的双重责任在身，虽然大多无惊无险，但仍不敢掉以轻心。

市面所见有关孕期指导的书籍不多，也都以严肃面目和教导的口吻示人。但如今我们所处的网络时代资讯发达，年轻辣妈们关注的话题已不局限于医疗科普。她们在关心怎样孕育健康宝宝的同时，还关注着自身的健康、营养平衡和心情愉悦。

很高兴和睦家医疗明星阵容中又一位医生决定出书，把自己和孕期妈妈们互动的问题以通俗易懂的语言出版，给更多妈妈们作孕期参考和支持。

很荣幸常玲医生请我作序，在此回答作为和睦家院长经常被问到的问题：什么样的医生是好医生、名医？我认为，患者的问题不管多小，都认真对待的医生是好医生，善于总结并愿意跟大家分享自己的临床经验的医生一定会成为"名医"。

由衷祝愿妈妈们孕期愉快！

北京和睦家医院　院长

盘仲莹

自序

作为一名有着近 30 年临床工作经历的妇产科医生，原本只是想做好自己的临床工作从没有想到要出书，认为写书那是作家的事。

我于 2011 年利用微博，通过新浪、网易等网络平台开始涉足女性健康教育，义务传播女性生育健康知识。在这个虚拟的网络世界中，每天都有众多未曾谋面的网友在提问、在等待答复，当然包括很多重复性问题，在有限的时间内对所有问题一一作答实在力不从心，由此而想到为何不写一本书，把自己每天都要向患者传授的健康知识、不同孕育阶段常见问题、国外先进的健康理念统统表述出来，便于查询，避免孕妇因为生育知识匮乏作出错误决定或因诊疗时间不足带来各种问题。

写书的想法始于 2014 年的春天，但是由于 2014 年对所有妇产科医生而言是具有挑战的一年，遭遇马年的生育高峰，又恰逢生育二胎政策的实施，每个妇产科医生所在医疗机构生育数字一再被刷新，繁忙的临床工作使书稿成行的时间一再被推迟，在 2014 年即将结束的时刻，终于迎来书稿定稿的消息，希望这本书的问世能帮助更多的女性朋友。

本书用尽可能通俗的文字、形象的漫画，概述了十月怀胎的全部内容，叙述了人类作为一个个体从受精卵开始到完整生命诞生之前的子宫内生长经历，同时记录了伴随胎儿成长过程可能出现的一些临床现象（生理的、病理的现象）及应对方法。

本书作为面向非专业人士的科普读物，完全是个人临床经验的总结，如有不妥之处，还要请广大孕妇朋友及妇产科同道之士，提出宝贵意见。

北京和睦家医院妇产科　主任医师

常玲

目 录

1

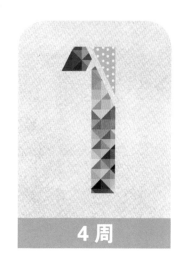

4 周

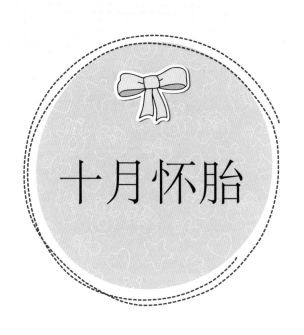

十月怀胎

孕期以4周（一个妊娠月）为一个孕龄单位，描述胚胎及胎儿发育的特征。

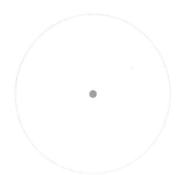

小宝宝只有这么小

可以辨认出胚盘和体蒂。

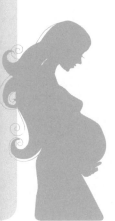

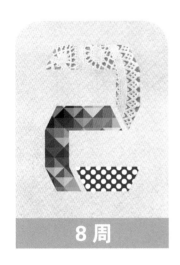

8 周

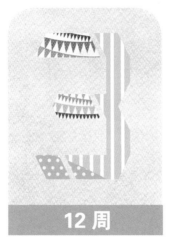

12 周

身 长	约 9 cm
顶臀长	6 ~ 7cm

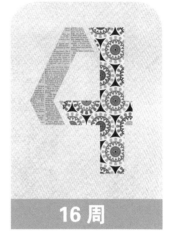

16 周

身 长	约 16cm
顶臀长	12cm
体 重	约 110g

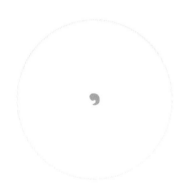

像小海马

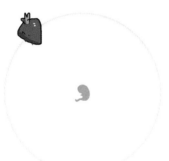

体重和草莓差不多

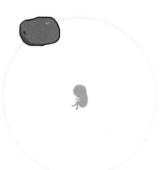

体重和猕猴桃差不多

　　胚胎初具人形，头大，占整个胎体近一半。能分辨出眼、耳、鼻、口、手指和脚趾，各器官正在分化发育，心脏已形成，上下肢及关节已能看出。

　　外生殖器已可初辨性别。胎儿四肢可活动。

　　从外生殖器可确认胎儿性别。头皮已长出毛发，胎儿已开始出现呼吸运动。皮肤菲薄呈深红色，无皮下脂肪。部分孕妇已能自觉胎动。

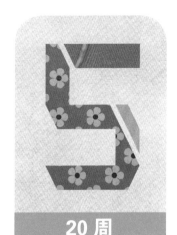

20 周

身　长	约 25cm
顶臀长	16cm
体　重	约 320g

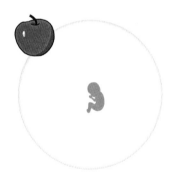

体重和苹果差不多

　　皮肤暗红，出现胎脂，全身覆盖毳毛（医学上指除头发、阴毛、腋毛以外，其他部位所生的细毛。）并可见少许头发。开始出现吞咽、排尿功能。自该孕周起胎儿体重呈线性增长。胎儿运动明显增加，10%～30%时间胎动活跃。

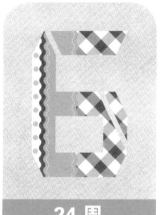

24 周

身　长	约 30cm
顶臀长	21cm
体　重	约 630g

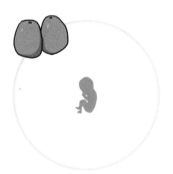

体重和两个橙子差不多

　　各脏器均已发育，皮下脂肪开始沉积，因量不多皮肤呈皱缩状，出现眉毛和睫毛。细小支气管和肺泡已经发育。此时出生可有呼吸，但生存能力极差。

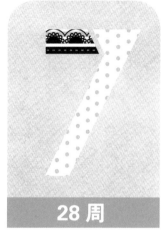

28 周

身　长	约 35cm
顶臀长	25cm
体　重	约 1000g

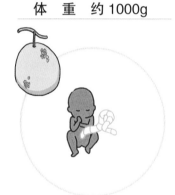

体重和甜瓜差不多

　　皮下脂肪不多。皮肤粉红，表面覆盖胎脂。瞳孔膜消失，眼睛半张开。四肢活动好，有呼吸运动。出生后可存活，但易患特发性呼吸窘迫综合征。

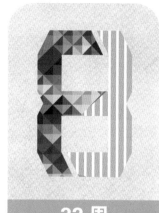

32 周

身　长	约 40 cm
顶臀长	28cm
体　重	约 1700g

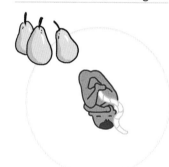

体重和三个梨差不多

　　皮肤深红仍呈皱缩状。生活力尚可，胎肺趋于成熟，出生后注意护理可能存活。

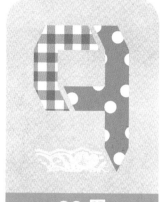

36 周

身　长	约 45cm
顶臀长	32cm
体　重	约 2500g

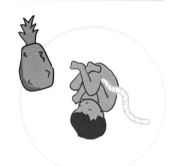

体重和菠萝差不多

　　皮下脂肪较多，身体圆润，面部皱褶消失。手指甲、脚趾甲已达指（趾）端。出生后能啼哭和吸吮，生活力良好，基本能存活。

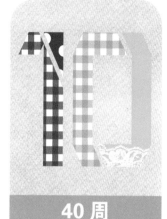

40 周

身　长	约 50cm
顶臀长	36cm
体　重	约 3400g

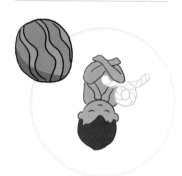

体重和西瓜差不多

　　胎儿发育成熟，皮肤粉红色，皮下脂肪多，外观体形丰满。足底皮肤有纹理。男性睾丸已降至阴囊内，女性大小阴唇发育良好。出生后哭声响亮，吸吮能力强，能很好存活。

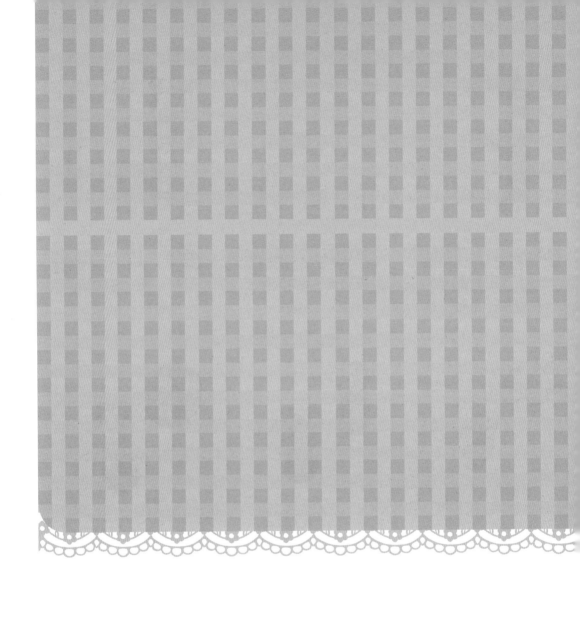

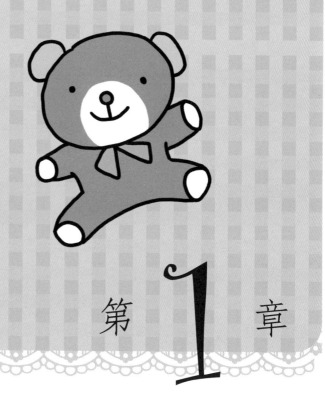

第 1 章

怀孕的历程

概况

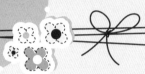

　　临床上计算怀孕的历程是从末次月经的第一天开始的，但真正受孕其实是在末次月经后的2周左右，因为此时正值女性的排卵期。

　　孕1个月时我们把腹中的宝宝叫做胚，即指还未成形的生命起源的原始物质，胚从显微镜下看是个细胞团，在此细胞团里每个细胞均有明确的分工，将来会发育成人体的各个部位，如眼睛、鼻子、胳膊、腿等。

　　怀孕1个月时，大多数孕妇是没有任何感觉的，只有少数敏感的孕妇会有乳房胀痛、乳头敏感，还有些孕妇会出现疲劳、嗜睡、体温略高，症状和感冒相似，因此误认为是感冒，自行服药的不在少数，在此提醒大家要注意避免误服感冒药。

　　月经推迟后1～3天，就可以明确是否怀孕。如果想更早些时候知道是否怀孕，可以在受精后12天，即受精卵着床到子宫内膜里后，通过血液检测 hCG 的升高，也可明确是否怀孕。

术语解析

1. 人绒毛膜促性腺激素（hCG）

是由胎盘的滋养层细胞分泌的一种糖蛋白。成熟女性因受精的卵子移动到子宫腔内着床后，形成胚胎，在发育成长为胎儿过程中，胎盘合体滋养层细胞产生大量的人绒毛膜促性腺激素，可通过孕妇血液循环排泄到尿中。当妊娠 1 ~ 2.5 周时，血清和尿中的 hCG 水平即可迅速升高，孕 8 周达到高峰，至怀孕第 4 个月降至中等水平，并一直维持到妊娠晚期。

2. 黄体酮

黄体酮又名孕酮，是由卵巢黄体分泌的一种天然孕激素。在体内对雌激素激发过的子宫内膜有显著形态学影响，是维持妊娠所必需的物质。如果黄体酮分泌不足，可以导致先兆流产、胚胎丢失，所以黄体酮可以用于预防这两种情况的发生。

3. 预产期

即宝宝的出生日期。产科计算预产期按末次月经的第一天算起，月份减 3 或加 9，日数加 7。举例说明，比如末次月经第一天是 2010 年 1 月 1 日，预产期则是 2010 年 10 月 8 日。若孕妇只知道农历日期，应先换算成公历再推算预产期。实际分娩日期与推算的预产期有可能相差 1 ~ 2 周。

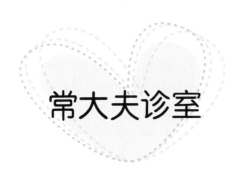

有研究调查表明，现代的都市生活，基本有五大因素可以影响精子的质量：空气污染、吸烟和饮酒、长时间的噪音污染、大剂量的辐射和频繁性交。另外，碘和硒的缺乏会影响甲状腺功能继而导致不孕。

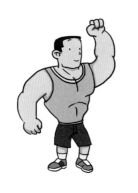

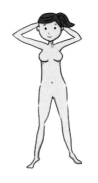

精子的特点

众所周知，一个新生命的开始其实就是精子和卵子的结合过程。这里的精子是指男性的成熟生殖细胞，由睾丸产生，和精浆一起组成精液，正常的精液呈乳白色或淡黄色，每毫升精液中的精子数一般在 6 千万至 2 亿个。精子的新陈代谢较快，生成周期通常为 3 个月，在进入女性体内后可存活 3 天约 72 个小时。此外，精子是集团军效应，一次可以有上亿个精子排出，而受精者仅是其中的一员。

卵子的特点

女性生殖细胞卵子也叫卵细胞，是人体内体积最大的细胞，由卵巢产生。卵子产生于女性的胎儿期，出生时卵巢中的卵泡数有 15 万 ~ 50 万，在进入青春期后卵泡数量开始逐渐减少。女性每个月都会有一批卵泡发育，其中只有一个成熟卵泡会脱颖而出，有机会见到精子。在女性的一生中仅有大约 400 个卵泡发育成熟并排出体外，成熟卵泡的体积较大，约为 1.8 ~ 2.0cm。

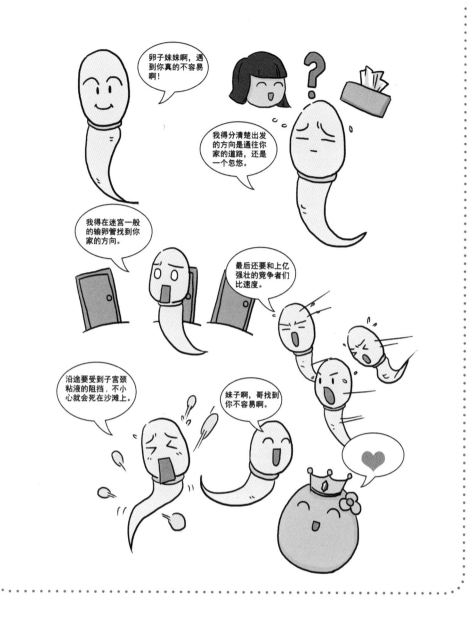

生命的起源

生命的起源其实就是精子和卵子在短暂的生存期限内进行了一次成功的约会。

这两种细胞能够高质量结合，有些因素是不可缺少的，比如：男女双方正常的性交能力；适宜的内在环境、恰当的约会时机；幽雅的居住条件、愉悦的情绪状态。具备以上的前提条件，精子和卵子才能结合形成受精卵。

受精并形成受精卵的过程

精子穿过宫颈，在子宫腔的迷宫内寻找输卵管的开口，向卵子游动，在输卵管的壶腹部进入卵子，与卵子融合形成一个单一细胞，称为受精卵。受精后受精卵随即开始不断分裂，同时在输卵管的蠕动下，沿着输卵管向宫腔移动，最后到达子宫腔并埋入在子宫内膜上，被子宫内膜所包绕，此时约为受精后 7 ～ 8 天。

胚胎（即受精卵）种植在子宫内膜之前，外界不良因素对胚胎的影响为全或无的结局，此时母体处于下次月经来潮前 1 周左右的时间，虽然母体内孕育着一个新生命，但除了乳房稍胀痛外，可能没有任何其他感觉。

受精过程总结

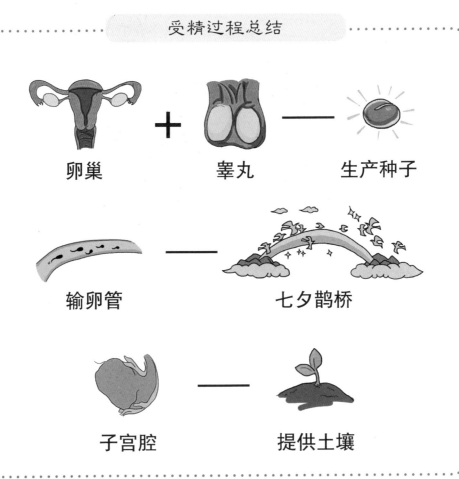

卵巢　＋　睾丸　—　生产种子

输卵管　—　七夕鹊桥

子宫腔　—　提供土壤

卵子与精子相遇的最佳时机

月经周期是指女性本次月经开始至下次月经开始的天数。临床上评价月经是否规律有几个要素：月经间隔时间、月经持续时间、月经量和月经期伴随症状等。月经周期一般为21～35天，平均28天。每次月经持续时间称经期，一般为2～8天，平均4～6天。经量为一次月经的总失血量，正常月经量为20～60ml，超过80ml为月经过多。

大多数女性在经期并没有明显不适，但需要注意的是，无论出现任何异常都可以笼统称为月经异常，这些异常可以是短暂性的生理改变，也可以是病理状态的表现。

女性排卵有固定的时间，月经规律者排卵发生在下次月经开始日之前的14天，月经紊乱者则不好推断排

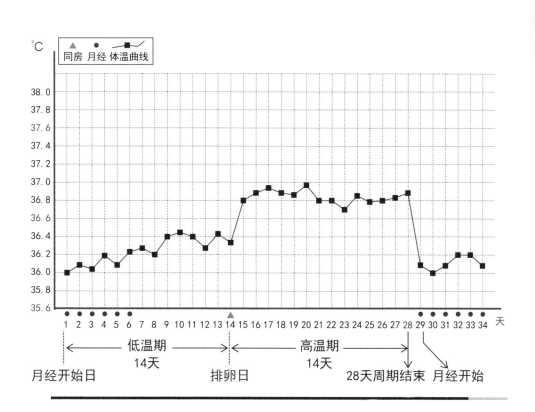

卵日，需要借助辅助手段判断排卵时间，如基础体温、排卵试纸和B超等。

女性的排卵过程瞬间完成，卵子排出后可以在体内存活 12 ～ 24 个小时，所以受孕机会就是在排卵后 24 个小时内，如果希望怀孕就要选择排卵前后同房，如果希望避孕，则要避开排卵期。由于精子排出后可以存活 72 个小时，因此排卵前后 3 天内同房也会增加受孕几率。

受精卵安家的地方

子宫内膜是受精卵着床的土壤，理想的子宫内膜厚度在排卵期前后应达到 8 ～ 10mm，子宫内膜过薄也可能是导致不孕的原因之一。当受精卵着床以后，生长的位置就会固定下来，此时即使受精卵着床位置异常，也已无法通过睡姿或体位来调整改变，孕妇不要在意受精卵着床位置是宫底还是子宫侧壁，因为只要在宫腔内就属于正常着床。

受精卵如果拥有了一个温暖而舒适的子宫环境，就会在那里安家，而子宫内膜则开始积极地生长、增厚，为能给受精卵提供更全面的服务而准备着，新生命的孕育从此开始。

受孕成功

一般来说，正常夫妇一年内受孕成功比例为 70% ～ 80% 左右。然而医学对怀孕过程并非了如指掌，目前很多问题尚在探索之中。如果试孕数月无果，也不必过分紧张，此时放松心情，耐心等待，反而会增加受孕机会，如过度担心则会更影响排卵，降低受孕率。

自我察觉怀孕的时间与实际受孕的时间有 2 ～ 3 周的延迟误差。医学上认为女性排卵时间应该在下次月经开始前 2 周，一旦受精即是妊娠的开始，但是大多数女性能够检测出怀孕的时间则是在月经延期 1 ～ 3 天左右，这也是通过验尿的方法最早可以知道是否怀孕的常用手段。

医生计算孕周是按照每个月 4 周来计算的。孕周的计算方法：根据末次月经开始的第一天计算，如果月经规律，计算出的孕周与胎儿实际大小是吻合的，但如果月经周期过长，胎儿可能小于月经孕周，而月经周期过短胎儿就要大于月经孕周，具体要由医生进行推算。

女性得知怀孕后进行超声检查非常必要，不仅可以明确胚胎发育状况，而且对于月经紊乱的孕妇来说，

在孕早期检查一次超声还能帮助推算出孕周和预产期。孕早期检查超声的方式有两种，经阴道检查或经腹部检查。在后面的篇章里会解释关于超声检查的问题。

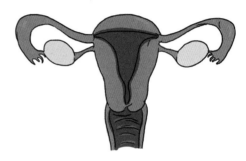

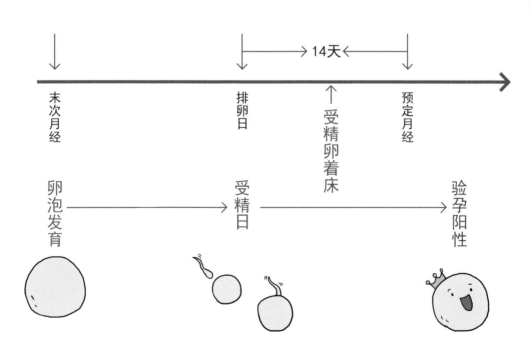

末次月经　　　排卵日　　　→ 14天 ←　　预定月经

受精卵着床

卵泡发育 —→ 受精日 —→ 验孕阳性

常大夫问答

Q&A

Q 孕早期为何要吃叶酸？

A 叶酸是人体必需的微量元素，发现怀孕后一定要及时补充叶酸，因为孕早期是胎儿神经系统发育的关键时期。循证医学结论得出：孕前3个月到孕后3个月补充叶酸可以降低胎儿50%～70%神经管畸形的发生率，例如，无脑儿和脊柱裂。孕妇服用叶酸的剂量为每天0.4mg，在选择叶酸时要注意剂量问题，服药时间没有明确规定。有些备孕女性服了3个月叶酸没有怀孕，需要继续服用，直至怀孕成功后3个月。如果孕早期服用叶酸后孕吐加重或影响进食，可停服数日。

值得一提的是，曾经分娩过神经管畸形儿的女性，再孕时胎儿发病率高于正常人群，建议分娩过该类畸形儿的孕妇孕前一个月开始添加高剂量叶酸直至孕12周，剂量为5mg/d。

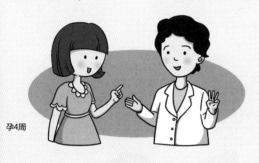

医生，我刚知道怀孕了，现在开始吃叶酸来得及吗？

当然，现在开始补充到孕3个月都是可以的。

孕4周

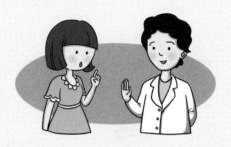

我听说直接吃孕妇维生素就行，不仅补叶酸还能补其他营养素，您说会叶酸过量吗？

孕妇维生素含有的成分更多，有的可能叶酸含量超过0.4毫克，但目前没有看到因此导致叶酸过量的报告，放心吃。

Q 吃综合维生素会叶酸过量吗？

A 孕早期，即从末次月经开始到孕后3个月期间（12周内），孕妇需要口服叶酸。孕12周后则建议服用孕妇专用的综合维生素，其内含有的成分较多，可以满足胎儿生长发育需求。当然，很多女性从计划怀孕起就口服孕妇维生素，这也是可以的，如爱乐维或玛特纳，虽然其内含有的叶酸量高于0.4mg，但目前并没有看到因此导致叶酸过量的报告，现在吃这种孕妇维生素的人很多。

以下是几种常用的孕妇维生素，叶酸含量均能满足孕早期孕妇的每日需求：

玛特纳（含叶酸）	12 种维生素 +7 种矿物质，叶酸 0.8mg	原产地：美国
爱乐维（含叶酸）	13 种维生素 +8 种矿物质，叶酸 1mg	原产地：阿根廷
福施福（含叶酸）	12 种维生素 +11 种矿物质，叶酸 0.4mg	原产地：英国

另外，医学上建议孕妇在孕前 3 个月至孕后 3 个月服用只是一个标准规定，其实任何时间开始服用都不言晚，因为我们的日常饮食中也提供叶酸，只要不是特别挑食的人都可以从食物中获取，因此就算没有按照规定提前补充叶酸，也并不意味着胎儿会发生神经管畸形的情况。

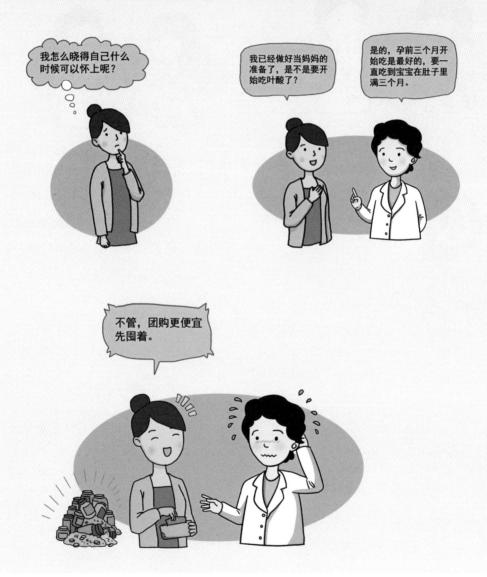

Q 怀孕极早期意外服药怎么办?

A 女性在下次月经到来之前，我们无法判断是否怀孕。目前的证据表明：该阶段属于胚胎对外界不良因素的非敏感期，无论是感冒还是误服药，对胚胎影响都较小，其影响存在全和无的规律。"全"是指胚胎100%接受不良因素的影响，会出现流产结果。"无"是指胚胎一点也不接受外界不良因素影响，胚胎会继续发育下去。早孕期B超检查可以辅助判断胎儿发育情况，如果生长发育较好，属于无的结局，如果发育不好，属于全的结局。

Q 服用紧急避孕药后的孩子能要吗?

A 国外的一些数据证实，口服孕激素类紧急避孕药的避孕失败者，并不增加胎儿畸形率。因此服用该类紧急避孕药后发现妊娠者，可以继续妊娠。

紧急避孕药的几种分类

孕激素制剂	90%以上的市场占有率，代表药：毓婷。
丹媚	孕激素成分一样，改变吸收模式（肠溶）。
米非司酮（孕激素受体拮抗剂）	少数。

注意：服用毓婷或丹媚意外怀孕者可以继续妊娠，服用米非司酮者不能继续妊娠。

口服孕激素类紧急避孕药避孕失败的原因

1 女性排卵期提前了或者延后了；

2 服药时间不正确。正确服药应在同房之后72小时内，顿服或分次服药；

3 服用了某些其他药物或者大量饮酒，而导致避孕药物代谢加快，避孕效果下降；

4 避孕措施仍不完美，没有100%有效的避孕方法；

5 服药后少量出血误认为是月经，放松警惕。

口服紧急避孕药禁忌

1 如患有肝肾功能异常、高血脂、糖尿病、静脉血栓、脑血管意外或抑郁症等疾病，禁服紧急避孕药；

2 40岁以上女性避免短期内数次服用紧急避孕药；

3 口服此类避孕药不是常规的避孕方法；

4 此类紧急避孕药75mg/片，药效强大，多次使用容易造成月经紊乱、肝肾功能异常等并发症。

Q 孕期可以使用女性洗液吗？

A 如果没有炎症不建议使用。孕期新陈代谢快，阴道分泌物会增加，每天用清水洗即可，如有不适需要及时就医。

Q 孕早期体温升高是感冒吗？

A 有些人怀孕早期除了出现乳房敏感胀痛外，还表现为疲劳嗜睡，犹如感冒一样，测量体温确实升高了。其实所有怀孕的女性体温都会较孕前升高 0.3～0.5 度，这是体内孕激素作用的结果，如果没有伴随肌肉酸痛、鼻塞流鼻涕、嗓子痛、发烧（体温大于 37.5 度）、血化验异常等表现，不一定是感冒。

Q 能普及一下关于沙眼衣原体感染的知识吗？

A 沙眼衣原体感染属于一种性传播疾病，致病部位为男女性生殖道、尿道，表现为阴道、尿道炎症。女性感染衣原体有时没有明显症状，属于隐匿性

25

感染。衣原体感染可以重创女性生殖系统的受孕功能，导致输卵管输送卵子功能丧失和盆腔严重粘连，与不孕症、宫外孕的发病明确相关。对于既往有过衣原体感染的女性，如果试孕无果应积极检查腹腔镜，如无法自然受孕可尽早采取辅助生育技术受孕。

怀孕可以喝咖啡吗？

咖啡是流行饮品，但因其含有咖啡因，大量饮用可使人兴奋从而影响睡眠，个别人还可能出现心慌现象。由于可能出现的副作用，因此不建议孕妇过多喝咖啡，但并非孕期不能喝咖啡，欧美的孕妇并没有禁饮咖啡，关键要看个人喝咖啡后的反应。

子宫肌瘤影响怀孕吗？

子宫肌瘤属于女性常见病，B超检查精确度的提高，使极小体积的肌瘤也能被诊断出来。较大体积的肌瘤会妨碍受孕与生产，需要在孕前处理，目前的共识是：如果肌瘤体积大于5cm需要手术切除后再孕。黏膜下肌瘤影响受孕及月经，诊断后无论体积大小均应处理。

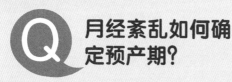

Q 月经紊乱如何确定预产期?

A 月经紊乱的女性怀孕后,孕早期检查一次 B 超非常重要,目的是根据 B 超结果判断胎儿预产期。早期 B 超检查的时间在孕 7 周前后比较理想,如果监测了排卵,在排卵后 5 周左右做 B 超即可,如果没有监测排卵,可以在验孕结果阳性后 3 周做 B 超检查,经阴道 B 超检查为首选方式。

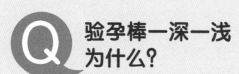

Q 验孕棒一深一浅为什么?

A 女性怀孕后会生产出一种叫做人绒毛膜促性腺激素(简称 hCG)的物质。验孕棒的工作原理是:检测尿液中排泄的 hCG 含量,含量高检测的结果颜色就深,含量低就会呈现一深一浅的结果,这个结果常在怀孕极早期出现。

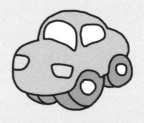

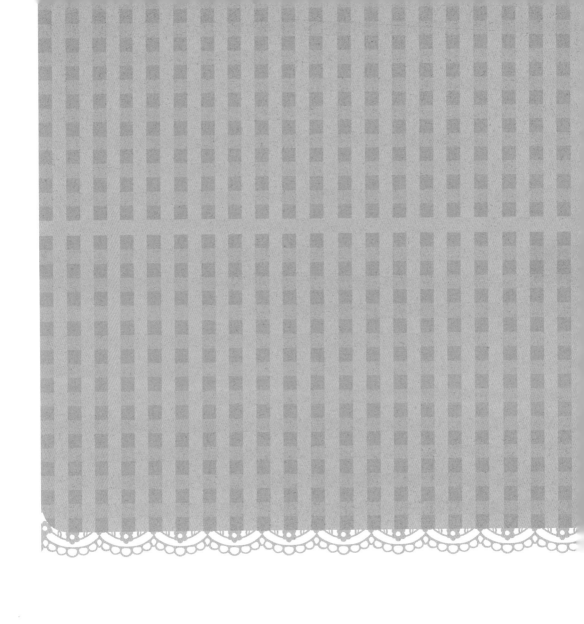

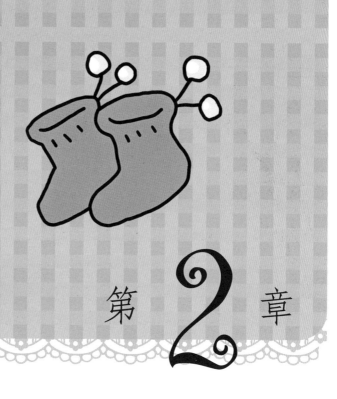

第 2 章

怀孕 2 个月

8 周

概况

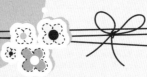

受精卵形成后 2 个月叫做胚胎，此时从肉眼经过 B 超检查能够模糊地区分出是胎儿的雏形。一般来说，孕 6 周后，通过影像学检查能够发现胚胎，首先看到的是孕囊，通俗地讲，孕囊就是胎儿住的房子，它着床于子宫中，被子宫内膜包裹，待胚胎逐渐发育起来之后，在孕囊中能看到由原始的胚发育成的胎，最开始看到的是胎芽，形状很像小豆芽。此外，通过 B 超检查能够看到原始心管搏动，此时验血会发现 hCG 呈倍数上升，如果每 2～3 天 hCG 上升达到 60% 以上，这预示着是一个正常的胚胎。对应于血液化验和 B 超检查，如果 hCG 大于 5000 时，经阴道 B 超检查，能发现孕囊。

自孕 6 周开始早孕反应明显，早孕反应是由体内妊娠相关激素的量急剧增加导致的，主要表现为厌油、对某些气味敏感、头晕、血压低、嗜睡、怕冷、想吃反季节的食物等。如果孕妇出现腹痛、少量阴道出血等异常反应，应到医院进行激素指标的检查，包括 hCG、黄体酮、雌二醇。并非一次血液化验就能得出结论，要动

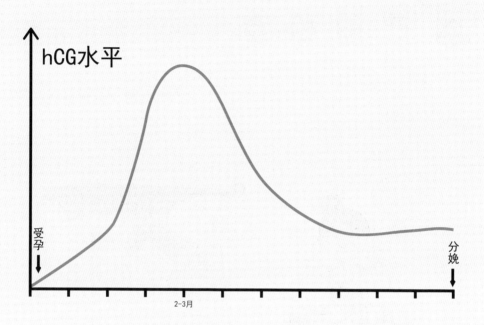

hCG水平

受孕

2~3月

分娩

态监测这些指标的变化。

　　hCG 指标的规律：每 2 ~ 3 天倍增，提示是正常的妊娠。

　　黄体酮的指标：一次检查大于 25ng/ml，预示着是正常妊娠，毫摩尔的指标一次检查大于 80 是正常妊娠。如果有轻微的腹痛或少量的阴道出血，常常诊断为先兆流产，当检验出黄体酮指标低，且有指征来进行保胎时，可以选择天然黄体酮补充，包括四种：黄体酮胶囊、地屈孕酮、肌注黄体酮以及经阴道使用的栓剂。

　　雌二醇的指标在动态检查中呈现上升趋势即是正常妊娠的标志之一。

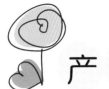

产前检查

怀孕 3 个月之前去医院检查挂号要挂妇科，此时只需要做阴道 B 超检查确认子宫内怀孕即可。

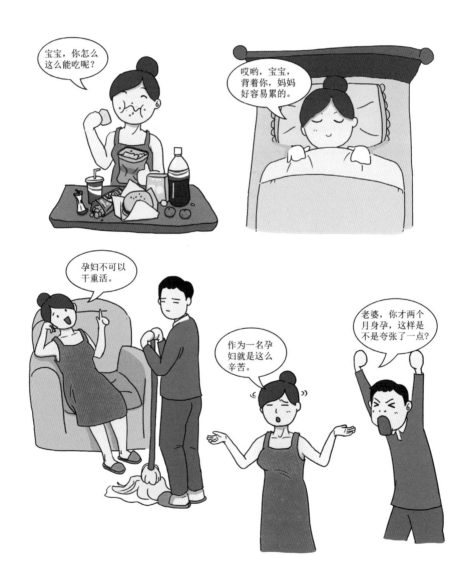

术语解析

1. 原始心管搏动

原始心管搏动就是胎心，只不过怀孕极早期还看不到心脏的结构，超声只能显示血管的跳动，医学上描述为原始心管搏动。原始心管搏动是提示胎儿在宫内存活与否的重要指标，最开始做 B 超看到胎芽时，心脏的部位会有血管波动即是原始心管搏动，这预示着胎儿处于存活状态。

2. 胎囊

胎囊只在怀孕早期看到。一般来说，怀孕 1.5 个月时直径约 2cm、孕 2.5 个月时约 5cm 为正常。胎囊位置在子宫的宫底、前壁、后壁、上部、中部都属正常。形态圆形、椭圆形，轮廓清晰为正常。如胎囊为不规则形、模糊，且位置在下部，孕妇同时伴有腹痛且阴道流血时，可能是流产的表现。

3. 葡萄胎

为良性疾病，但部分可发展成妊娠滋养细胞肿瘤。葡萄胎因妊娠后胎盘绒毛滋养细胞增生、间质水肿，而形成大小不一的水泡，水泡间以细蒂相连成串，形如葡萄，也叫水泡状胎块。可分为完全性葡萄胎和部分性葡萄胎两类。①完全性葡萄胎：胎盘绒毛全部受累，整个宫腔充满水泡，弥漫性滋养细胞增生，无胎儿及胚胎组织可见；②部分性葡萄胎：部分胎盘绒毛肿胀变性，局部滋养细胞增生，胚胎及胎儿组织可见，但胎儿多死亡，有时可见较孕龄小的活胎或畸胎，极少有足月婴诞生。80% 以上患者会出现阴道流血，为最常见的症状。多数患者停经 2 ~ 4 个月后发生不规则阴道流血，开始量少，易被误诊为先兆流产。以后逐渐增多，且常反复大量流血，有时可自然排出水泡样组织。当葡萄胎增长迅速、子宫急速膨大时可引起下腹胀痛。葡萄胎将排出时，因子宫收缩而有下腹阵发性疼痛。

4. 宫外孕

宫外孕是指受精卵在子宫腔以外部位着床发育的异常妊娠过程，以输卵管妊娠最常见。病因常由于输卵管管腔或周围的炎症，引起管腔通畅不佳或阻碍孕卵正常运行，使之在输卵管内停留、着床、发育，导致输卵管妊娠流产或破裂。在流产或破裂前往往无明显症状，也可有停经、腹痛、少量阴道出血。破裂后表现为急性剧烈腹痛，阴道出血，甚至休克。

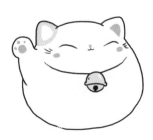

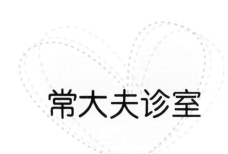

常大夫诊室

早孕反应

早孕反应是指在妊娠早期，一般停经6周左右开始出现。此时孕妇体内绒毛膜促性腺激素（hCG）增多，胃酸分泌减少及胃排空时间延长，导致头晕、疲倦睡不醒、乏力、畏寒、发热、食欲缺乏、厌油、恶心、晨起呕吐、喜欢吃古怪的或反季节的食物等身体不适或不同于从前的一系列的反应。

常见的早孕反应现象

乳房胀痛是最早能够察觉怀孕的信号，这是身体对体内日益升高的妊娠激素所产生的反应，尤其孕初期，乳房疼痛感会更明显一些，因为此时体内雌孕激素升高的速度极快，当身体对激素升高适应后疼痛感将会逐渐减轻。除上述反应之外，孕妇的身体还会出现乳房、乳晕着色，当子宫增至如鸭蛋般大小时，子宫会压迫膀胱导致尿频等现象。值得注意的是，怀孕后出现腹泻属于异常现象，应该及时就诊，查明原因对症治疗。

孕吐

怀孕反应出现原因与怀孕后体内妊娠相关激素水平激增有关。孕吐是孕妇常见的一种反应，它的确切发病机理尚不清楚，目前医学技术还无法将其彻底阻断。孕吐通常发生于孕6周左右，在8周左右达到高峰，10周后这种情况会逐渐得到缓解，孕吐持续的时间和严重程度也会因孕妇的体质不同而有所差别。

孕吐的严重性

孕吐的主要危害是无法通过进食获得足够能量来供给胎儿，严重者甚至无法摄入维持自身生存所需的能量，导致酮症酸中毒，进而影响胎儿智商，影响孕妇健康。因此如果孕吐症状明显，无法进食，出现脱水少尿、体重下降明显，一定要及时就医，因为孕吐干预过晚治疗起来非常困难，早期干预效果较好，对胎儿影响也小，临床上有可供选择的安全有效的药物。

严重孕吐的孕妇需输液进行治疗，常用成分为盐水、葡萄糖、氨基酸、离子、维生素等，这些成分没有致畸作用，可用来补充胚胎生长发育所必需的液体和能量。除输液外，还需抽血化验肝肾功能和离子等情况，当数据出现异常时，应及时纠正治疗。

孕吐期间心理支持也同样重要，家人要耐心安抚孕妇，帮助孕妇一同度过孕吐期。

治疗孕吐期间应间断检查超声，明确胎儿发育状况，个别严重孕吐反应还可能为异常妊娠所致，如葡萄胎，而葡萄胎仅能靠超声进行早期诊断。

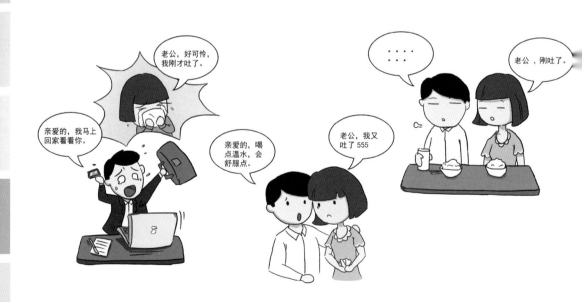

减轻孕吐的几种食物

有早孕反应的孕妇饮食上要少食多餐，避免油腻和过热的食物，既不能出现饥饿感也不能进食过饱，并应适当延长睡眠时间。对于孕吐难耐的孕妇可以尝试以下的食物来缓解孕吐：新鲜水果、鲜榨果蔬、白粥、咸菜、面包片、苏打饼干、蔬菜沙拉。

孕早期出血的原因

在孕早期内如发现内裤上有血，通常会有三种原因：第一种是阴道出血，进行阴道检查立即可以判明；第二种是肛门出血，孕妇通常会便秘、以至于痔疮的发病率较高，可能导致排便后出血；第三种是尿道出血，可能是由尿路感染或结石而引起的出血，进行尿常规检查提示满视野红细胞可以帮助诊断。此外还有少见的情况，为外阴疖肿或是病变出血。

孕期阴道出血的原因很多，其中孕早期出血常与胚胎自然淘汰有关。除此之外，还应考虑另外几种可能性，例如胎盘位置低、宫颈炎症（息肉常见）、阴道炎症和外阴炎症等引起的出血。具体是什么症状，通过阴道（阴道视诊）检查、B超和血液激素化验结果可进行初步判断，明确原因，及时诊治。

孕早期阴道出血的诊疗程序

孕早期伴有阴道出血属于异常状况，可能为先兆流产的表现，也可能是胎停育或宫外孕的表现。出血可以停留在宫腔内，也可以单纯表现为阴道少量出血，或者二者兼有。

一旦发生出血状况要进行阴道检查，确认出血是否来自子宫，然后进行超声检查明确是否为宫内孕。如确认为宫内孕，并超声检查了胚胎的生长情况，如果排除了是因为胚胎发育异常导致的出血，应检查黄体酮水平寻找出血原因。如黄体酮水平低，则需要补充黄体酮，常用的保胎药物为天然黄体酮类制剂，不主张一有出血就使用黄体酮盲目保胎。

对于少量出血但超声检查正常的孕妇，胚胎丢失率小于 15%，出血停止后可以恢复正常生活，无需卧床休养。

我曾经多次遇到孕早期少量出血一直在使用黄体酮保胎的孕妇，结果妇科检查发现阴道一滴血也没有，说明出血并非来自子宫，完全没有必要使用保胎药物。所以明确出血的原因很重要，孕早期遭遇出血问题一定要进行阴道检查，避免盲目使用黄体酮保胎。

诊治阴道出血的重要性

很多孕妇怀孕后拒绝妇科检查，本来仅是外阴或阴道的原因反复出血，却一直按照子宫出血在保胎，治疗方向出现问题，当然也达不到治疗效果。

其次孕早期出现阴道出血属于异常现象，可能是宫内妊娠的先兆流产，也可能是宫外妊娠的临床表现。对于这类阴道出血的孕妇，建议进行超声检查，明确胚胎着床的部位和胚胎发育情况。超声检查对于有阴道出血的孕妇非常重要，可以尽早明确诊断、指导治疗。

孕早期激素检查的意义

孕早期监测孕情的激素指标有 hCG 和黄体酮，新近临床上开始监测的指标还有雌二醇，但是该指标在临床应用的时间还不长，相应孕周对应的数值波动较大，但是动态监测雌二醇可以看到随着孕周增加雌二醇水平呈逐渐升高的趋势，如果在动态监测过程中出现明显下降，提示胚胎预后不佳。

事实上怀孕后无论是 hCG 还是孕酮指标都存在极大的个体差异，不可能根据一次或两次检查就做出胎儿预后的判断。自然受孕的女性仅需要尿检或血检确认妊娠，随后孕 7 周前后检查 B 超确认胚胎发育正常即可，并不需要多次抽血化验。

黄体酮

正常妊娠早孕阶段检查黄体酮指标是评价胎儿发育状况的一个重要指标。如果单次检查黄体酮值大于 25ng/ml（80mmol/L）说明胎儿生长状态良好。孕早期随着孕周增加黄体酮水平会逐渐升高，如果黄体酮水平不升反降，则提示胎儿预后可能不好，建议随诊超声以明确胎儿的发育状况。

孕早期检查 B 超的重要性

孕早期进行超声检查非常必要，可以明确妊娠部位，判定胎儿存活情况，若有出血可寻找出血原因，对于月经紊乱的孕妇还可以帮助推算预产期，明确胎儿的个数，判断双胎妊娠的绒毛膜等。

阴道超声与腹部超声的区别

B 型超声在产科临床应用几十年，目前证明其对优生优育帮助很大。其工作原理为超音波，无论是阴道超声还是腹部超声，怀孕后检查同样安全。

妇产科超声检查形式依据检查部位分为阴道超声、腹部超声和会阴部超声。阴道超声适用于孕早期和孕晚期。能够帮助观测卵泡、子宫内膜、子宫下段和宫颈胎盘位置等部位，也适用于一些腹壁肥厚的孕妇。

腹部超声适用于中晚孕期以及子宫及盆腔肿物体积较大者，查看子宫附件与周围器官的关系。

会阴部超声用于晚孕期判断胎盘位置、宫颈长度、开大情况。

阴道超声在孕早期检查结果更精确，且直观、快速，孕妇无憋尿烦恼，因为孕早期孕妇存在尿频的生理现象，憋尿过程很艰难。此外，阴道超声能够较腹部超声更早发现胎儿心跳。就检查数据的精确度和舒适度而言，阴道超声也好于腹部超声。如果没有阴道出血、先兆流产等异常表现，阴道超声为首选。国外的妇产科医师都是采用阴道超声检查早孕妇女，而中国孕妇经常顾虑超声对胎儿有害拒绝阴道超声，但目前并没有证据证明阴道超声会对胎儿造成伤害。

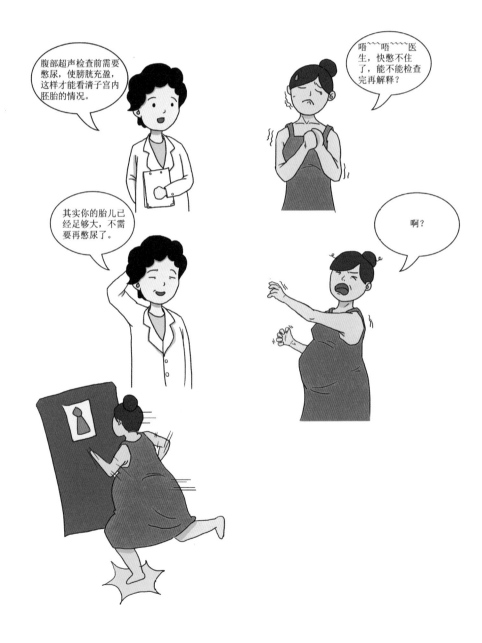

常大夫问答

Q **怀孕吃什么?**

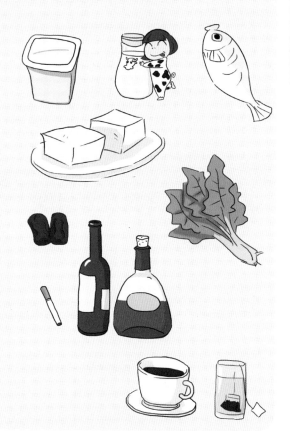

A 怀孕期间的饮食要注意很多问题,例如:食材新鲜、品种多样化,保证蛋白质、脂肪、糖、维生素、纤维素的均衡摄入,避免过油、过咸或过甜的食物,一定避免饱食三餐和增重过多的问题。建议重点添加富含钙和铁的食物,如酸奶、牛奶、鱼类和豆

制品，还有动物内脏、菠菜、枣等食物。孕期应注意停止吸烟酗酒，还要限制刺激性和兴奋性（如咖啡、浓茶等）食物的摄取。

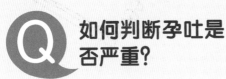

如何判断孕吐是否严重?

孕吐的严重程度可以从简单的尿酮体化验和孕妇的体重变化进行判断。如果有呕吐，但是体重没有减轻，胎儿发育正常，尿酮体化验为阴性，说明呕吐状况不严重。反之，则需要进行医疗干预。

早孕反应要治疗吗?

早孕反应几乎在所有孕妇身上都有所体现，早孕反应常见但并不可怕，一是出现时间有限，二是多数可以耐受。少食多餐，饮食清淡，避免油腻和过热食物，适当延长睡眠时间是改善早孕反应的秘诀，不要强迫自己吃很多。绝大多数孕妇在孕 10 周后孕吐会自行缓解。对于反应严重、持续时间长的孕妇应及时就医，临床上有药物可以选择，严重孕吐得不到缓解不但会伤害胎儿智力，也会影响孕妇健康。

孕吐突然消失正常吗？

 早孕反应是一种个人的感受，主观描述较多，其早孕反应出现的时间、严重程度存在明显个体差异，与孕妇本人的心理状态密切相关。孕吐突然消失可能与胚胎停止发育有关，也可能是早孕反应自然终止，可前往医院检查 B 超明确胎儿发育状况。

第2章

怀孕2个月

Q 怀孕后要检查多少次 B 超？

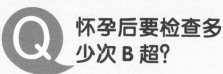

孕期超声检查的频率和次数

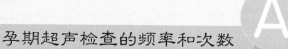

孕 周	次 数	检查目的
孕 12 周内	1 次	证实宫内孕，尤其有出血者一定要做。 核对孕周，若双胎，明确双胎的绒毛膜性。
12～28 周	2～3 次	11～13 周：查胎儿颈部半透明组织厚度、胎儿鼻骨。 15～19 周：核对孕周，唐氏儿筛查化验。 20～24 周：胎儿畸形筛查。
29～40 周	2～6 次	30 周：再次筛畸，确定胎盘位置、脐带缠绕、羊水、胎儿大小。 临近预产期，检查胎儿大小、羊水、脐带缠绕、脐带血血流情况。

Q 孕期可以戴隐形眼镜吗？

A 隐形眼镜相对于普通眼镜而言，美观轻便不受环境温度影响，但是使用不当会出现眼部感染的问题。怀孕女性属于抵抗力低下的群体，比非孕期更容易发生感染，因此佩戴隐形眼镜要格外注意卫生和防护，不建议长时间佩戴隐形眼镜，应交替使用普通眼镜，并注意防护液卫生与手的清洁。

Q 早孕反应的持续时间和注意事项？

A 早孕反应通常会持续6~10周，这些反应几乎在所有孕妇身上都有所体现，其表现的形式、轻重程度和持续时间会因人而异。通常年轻的、瘦弱的孕妇反应会相对明显些，再有多胎妊娠和既往有胃肠道病史的人也会明显一些。大部分孕妇在早孕阶段，体重都会减少一公斤或是不变。建议这个阶段，孕妇要保证每天8～10小时的充足睡眠，饮食上少食多餐，进食品种多样化，遵医嘱用药，减少与有毒、有害物质接触。

早孕反应是一种普遍现象，并不可怕，如果不是很严重，是不需要医学干预的。这些反应出现时间有限，多数是可以耐受的。但如果反应过于严重，则要检查身体是否处于缺少营养状态，通过简单的尿液化验便可以得到答案。妊娠12周

后随着体内 hCG 水平的稳定，症状
会自然消失，食欲也会恢复正常。

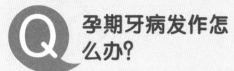

Q 孕期牙病发作怎么办?

A 孕期是牙病高发时期，一方面由于孕期钙元素需求增加牙齿容易松动，另一方面孕期齿龈组织增生、充血容易诱发炎症，加之中国人群牙齿护理保健水平相对落后，很多人都存在牙齿基础病，诸多因素累积结果导致孕期牙病增加。常见的有牙周病和龋齿，牙周病与早产密切相关，这也是为什么把牙病筛查作为孕前检查内容之一的原因。孕期一旦牙病发作应及时就医，并向牙医说明正处于怀孕阶段，医生在决定治疗措施时会权衡利弊作出治疗计划。

 乙肝病毒携带者应注意什么?

 中国人群乙肝表面抗原阳性比例大约为 10%，这类人怀孕前建议针对肝脏状况进行一次全面检查，检查在消化科进行为宜。检查内容包括肝功血液化验、病毒载量、肝癌标志物和肝脏 B 超等，根据化验结果评估是否允许怀孕。怀孕后仍需定期检查肝脏功能，生产后需给新生儿进行免疫阻断，来降低母婴垂直传染的机会。不推荐孕期进行免疫阻断。子代感染乙肝病毒的最大机会在产时和生后的密切接触，最有效的预防手段是新生儿出生后进行早期（生后 24 小时内）乙肝疫苗和乙肝免疫球蛋白注射。此外尽管生产过程是子代感染乙肝病毒的危险时期，很多乙肝病毒携带孕妇担心顺产过程中感染胎儿而选择剖宫产，但事实上剖宫产并没有降低子代感染的机会，因此单纯乙肝病毒携带者不要盲目选择剖宫生产。

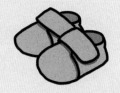

Q 之前有过一次宫外孕，以后还会发生吗？

A 宫外孕会危害女性的身体健康甚至生命，同时还有再发的倾向。宫外孕多为盆腔慢性炎症所致，常常双侧输卵管受累，这也是宫外孕容易再发的病理基础。

对于既往有宫外孕病史的试孕女性，应在早孕期检查 B 超明确胚胎着床位置，如果试孕 3 ～ 6 个月没有结果，建议进行输卵管造影检查，试孕 1 年无果可进行腹腔镜检查。得过宫外孕的女性其后成功正常受孕的例子比比皆是，不必为此过分焦虑。如果条件成熟，建议宫外孕治疗康复后尽早试孕。

Q 甲状腺功能低下怎么办？

A 甲状腺功能低下的人，以隐匿性发病的人群居多，对于女性怀孕及胎儿均有一定

的影响。目前建议在孕前对女性甲状腺功能进行筛查，如果出现异常应在孕前调整甲状腺功能至正常水平，建议服用药物为左甲状腺素片。如果孕前没有机会检查甲功，孕早期（孕8周内）建议检查甲功，发生异常及早干预。

Q 注射黄体酮要注意什么？

A 很多孕妇孕早期因医学原因需要黄体酮支持，使用的药物种类有针剂、口服片剂或胶囊及阴道放置的软膏，后两者使用方便，在家可以完成，前者需要注射完成。注射针剂为油剂，注射后局部容易形成硬结和疼痛，因此在选择针剂时应间断改变注射部位，同时在出现硬结的部位进行热敷，以帮助吸收。

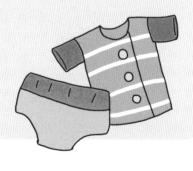

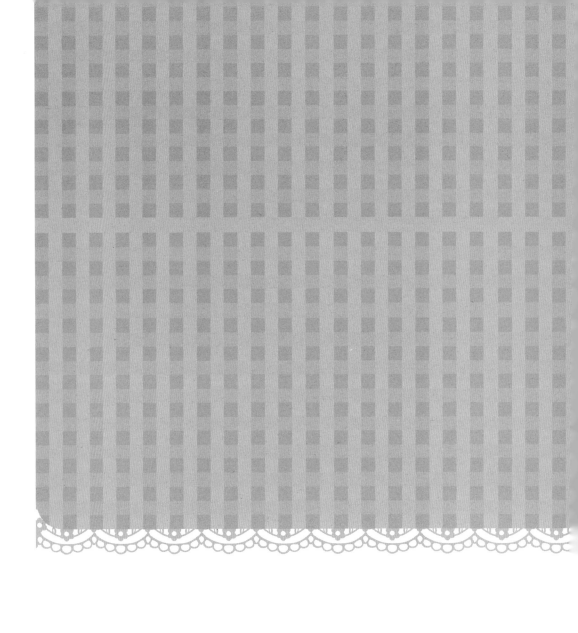

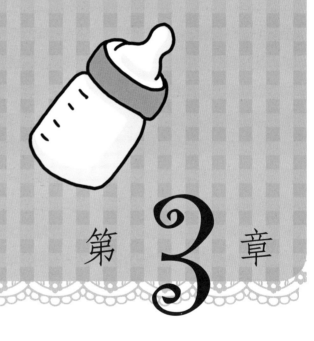

第 **3** 章

怀孕 3 个月

12 周

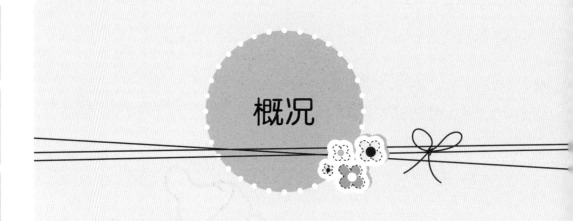

概况

怀孕 3 个月后胎儿雏形已经形成，检查 B 超时能看到胎儿的轮廓基本成形了。此外，孕 10 周之后，胎盘功能开始建立，胚胎逐渐表现出由胚到胎再到胎儿的形状。孕 12 周时，要做 B 超检查，查看胎儿在子宫内的发育状况。

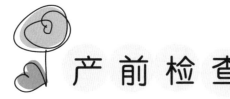 产前检查

1. 到医院建档。

2. 检查血常规、尿常规，测量血压、体重。

3. 唐氏儿筛查：绝大多数私立医

院开设早期唐氏儿筛查检查项目，这里提醒大家，双胎妊娠的唐氏儿筛查只能在孕 11 ～ 13 周进行，错过时间就无法筛查了。

4. 孕妇外周血游离胎儿 DNA 检查：此化验也为唐氏儿筛查手段之一，准确率 99%。

5. 感染性疾病的筛查、甲状腺疾病的筛查。若发现甲状腺功能异常，要及时干预。如果 TSH 检查大于 3，要查游离 FT4 和甲状腺抗体，甲状腺抗体如果指标异常要看内分泌科。孕 3 个月开始，TSH 值小于 3 为正常。

6. NT（胎儿颈部半透明组织厚度）检查，数值小于 2.5mm，是低风险指标，证明发生唐氏儿或先天心脏病的可能性小。 数值若在 2.5 ～ 3.0mm 之间是相对的临界值，若大于 3mm 则是异常检查指标。除了 NT 检查外，还要看鼻骨、脊柱、心脏的原始结构。

第 **3** 章

怀孕 **3** 个月

常大夫小叮咛

1 叶酸要补充至孕 3 个月，有条件者可服用含叶酸的复合维生素。

2 避免接触有毒有害物质（如放射线、高温、铅、汞、砷、农药等），避免密切接触宠物。

3 慎用药物，避免使用可能影响胎儿正常发育的药物。

4 改变不良的生活习惯（如吸烟、酗酒等）；避免高强度的工作、高噪声环境。

5 保持心理健康，解除精神压力，预防孕期及产后心理问题的发生。

术 语 解 析

1. 孕妇外周血游离胎儿 DNA 检查

20 世纪 90 年代末科学家成功从母血中分离出胎儿的细胞成分，借助大型电子计算机及生物技术，可以在母体外把胎儿细胞中的染色体成分复制放大、配对，从而推断胎儿是否存在染色体疾病。该技术在香港应用近 10 年，目前的准确率为 99%，但仍不能代替羊水穿刺、脐血穿刺等产前诊断技术，胎儿 DNA 检查出现高风险结果仍需进行产前诊断。

2. 胎儿颈部半透明组织厚度（NT）

NT 是胎儿颈部半透明组织厚度的缩写，是指胎儿颈部背侧软组织的厚度，被认为是筛查唐氏综合征有效的指标之一，因为唐氏综合征患儿多有颈部软组织水肿，而正常胎儿没有此异常体征。注意：NT 检查必须在孕 11 ～ 13 周完成，因为超过这个时间 NT 的现象就消失了。

常大夫诊室

孕期检查日程表

别高危妊娠和胎儿异常，及时采取干预措施，进一步降低孕产妇死亡率和新生儿出生缺陷率具有重要价值。孕期检查从怀孕 3 个月（12 周）起到足月（40 周生产）为止。检查次数为 12 ~ 14 次。怀孕 12 周起至 28 周，每 4 周检查一次共 5 次。怀孕 28 ~ 36 周，每 2 周检查一次共 4 次。怀孕 37 周起，每周检查一次，直至分娩。个别孕妇会根据身体情况需要适当增加检查次数。

规范化的产前检查对于早期识

孕 6 ~ 8 周	诊断宫内早孕
孕 12 周	建档 早唐筛查 胎儿 DNA 检查
孕 13 ~ 20 周	每 4 周产检 中唐筛查 胎儿 DNA 检查
孕 21 ~ 24 周	B 超筛畸 胎儿 DNA 检查
孕 24 ~ 28 周	孕妇糖尿病筛查
孕 28 ~ 32 周	再次筛畸 确定胎盘位置
孕 36 周	确定胎儿大小、 羊水量、胎盘位置、脐血病

注意
孕 12 ~ 28 周　每 4 周检查一次血常规、尿常规、测量血压和体重；
孕 28 ~ 36 周　每 2 周检查一次血常规、尿常规、测量血压和体重；
孕 37 周起至胎儿出生　每周检查一次血常规、尿常规、测量血压和体重。

孕早期体重激增

孕期控制体重不仅是产后妈妈形体恢复快的简单美观问题，还涉及孩子将来的健康问题，另外控制体重过快增长还能预防妊娠纹的产生。按照中国女性目前的平均身高，将胎儿体重控制在 3 公斤左右，顺产的成功率将会大大提高。整个孕期合理增加体重的平均指标为 12.5kg，分配在怀孕的前 20 周，孕妇可以增长 3 ~ 4kg，其后，每周增长在 300 ~ 400g 为宜。要想达到理想的增重状态，可以准备一个体重秤每周称量，并记录数据。体重的增加规律为孕晚期增加速度加快，孕早期应平衡增加。

从生产的角度来看，顺产的成功与诸多因素有关，例如孕妇身体的自身条件、胎儿大小、医护人员的耐心程度和医疗环境等。而孕妇体重超标就意味着营养摄入过量，可能导致胎儿过大，降低顺产率。建议超重孕妇适当减少进食量，增加运动量。在控制体重的过程中，我们要改变一个观念：并不是因为怀孕了，所以要吃

两个人的粮食，只要按照标准体重增长完全可以满足胎儿的生长发育需要。

现如今，营养过剩富贵病不仅属于成年人，也是胎儿面临的问题。在这个营养过剩的年代，一经查出怀孕就让孕妇不停进补，其后果直接导致胎儿过大，生产困难，大部分孕妇要经受手术创伤，更重要的是巨大儿长大后罹患糖尿病、冠心病等富贵病的几率也会大大增加。

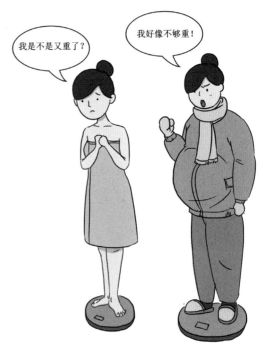

女人只有在人生的这个阶段才会觉得自己不够重。

孕期常见的疾病及后果

阴道炎症

1. 霉菌最常见，若不治疗，新生儿易感染鹅口疮。

2. 细菌性阴道病：易引起胎膜早破，产后子宫内膜炎，恶露不净，阴道异味。

3. 衣原体感染：易引起早产，新生儿肺炎。

感冒

感冒多由细菌、病毒或混合感染引起，病毒性感冒更常见。孕期感冒要对症治疗。流涕、鼻塞、咽痛可服用泰诺止痛片、感冒清热颗粒或板蓝根颗粒；咳嗽痰多可服用枇杷膏、沐舒坦或惠菲宁（孕早期禁服）；口鼻黄色分泌物则需抗生素治疗。

腹泻

腹泻的原因可能是肠道感染，也可能是胃肠型病毒感冒。可以食用软食、糖盐水、酸奶、干面包或蛋黄等食物。腹泻期间应禁食蔬菜水果，避免生、冷、硬等食物。

可以进行便样化验，以明确病因。若是细菌感染，需使用抗生素治疗，若是病毒性的，则要用抗病毒类的药物来治疗。

治疗方式以口服治疗为主，脱水、离子紊乱者则需要输液治疗。

胃部不适

既往有胃病的孕妇，早孕期间胃病症状可能会加重。怀孕后胃部不适加重应到消化科就诊，是否需要胃镜检查要依据病情决定。此处要注意的是如需胃镜检查，应尽可能放在孕12周后为宜。

胃部不适主要表现为恶心、呕吐、反酸、胃灼热等症状。一般孕早期和孕晚期比较明显。孕早期主要是激素水平升高，胃肠排空减慢所致。孕晚期因为胎儿增大，会压迫胃部，所以也会导致胃部不适。孕前有基础病者病状则加重，可少食多餐、餐后忌立即平卧。

抑制胃酸可使用碳酸钙口服液、达喜或苏打水等。其他基础病治疗，例如胃炎或胃溃疡可咨询消化科医师。

孕期发热的对策

孕期发热对孕妇和胎儿均有影响，如果是 38.5 度以上的高热是比较严重的，温度越高，持续时间越长，影响也就越大。发热程度和发热持续时间对胚胎的影响远大于致病原对胚胎的危害，也就是说如果孕妇放任发热不干预，胎儿的致畸几率就会特别高。另外还要看发热出现的孕周，早孕期受精后的 3~10 周影响较大，而受精后的 2 周内属于胚胎非敏感期，影响相对要小。因此要早诊断早治疗，医生面对生病的孕妇会尽量选择安全的药物。

孕期出现发热需要对症治疗，是否需要使用抗生素治疗取决于感染的类型。如果是病毒性感染使用抗生

1 原因：热度的危害超过致热的原因。

温度 ≥ 38.5℃、持续 24 小时 → 致畸可能

发热持续时间与致畸有关

高热持续时间短也可致畸

早孕期发热致畸率高

2 致畸类型：脑发育异常、小眼小下颌、唇腭裂等。

3 此外应避免影响孕妇体温的环境，如：高温作业、蒸气浴、桑拿浴等。

素是无效的，只有细菌性感染才需要使用抗生素。判断细菌或病毒感染最简单的方法就是血常规化验，化验结果中如白细胞和中性粒细胞升高为细菌感染，反之为病毒感染。

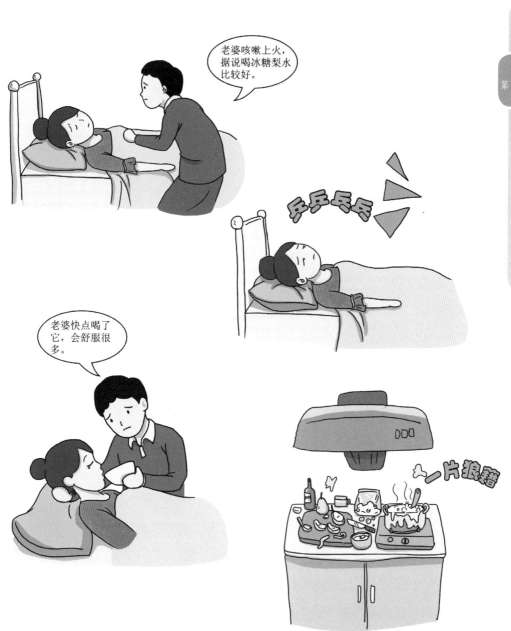

正确面对妊娠失败

自然流产在孕早期属于常见现象，85%的妊娠失败均出现在早孕阶段，属于异常胚胎的自然淘汰，是人类进化过程中优胜劣汰的结果。生育年龄女性如果仅遭遇一次妊娠失败，完全没有必要紧张担忧、盲目地进行各种检查，只要进行简单的再孕前检查即可。如果连续遭遇3次孕早期自然流产，需要看遗传门诊进行相关妊娠失败原因的检查，当然也包括夫妇双方的染色体检查。遗传门诊在较大的三级甲等医院或提供试管婴儿服务的妇产科都有。建议多次妊娠失败的夫妇直接看遗传门诊，切忌辗转多家医院、重复化验检查，既耗费时间又浪费钱财。

对曾经妊娠失败或流产的女性进行人文关怀或是心理支持是非常必要的，这涉及女性将来婚姻的幸福和再次妊娠的成功等诸多问题。很多女性流产后不敢怀孕害怕经历同样的失败、惧怕人流手术时的伤痛，甚至不敢再有性生活。流产后的女性应主动寻求妇产科医生帮助，个人也要学习生育知识，避免悲剧重现。

孕期产检、分娩计划的安排

怀孕后女性定期检查非常重要，它可以帮助医生早期发现异常状况，进行极早期干预，但不能说定期检查了就一定能顺产。医学发展到今天仍有很大的局限性，还存在很多不能解决的难题，例如孕检不能改变孕妇的漏斗骨盆或是中央性前置胎盘等问题，而这二者都需要剖腹分娩。但定期产检会增加顺产机会，降低孕期及分娩期并发症。

建议初次孕检时机为怀孕7周前后（指末次月经后7周或者说排卵后5周）。此时进行检查的好处是可以明确胎儿的发育状况，另外对于月经不规律的孕妇，经过超声检查也可以帮助计算预产期。此后的产前检查开始于孕12周后，进入孕12周，胎盘成熟，胎儿发育进入相对稳定阶段，产科医师开始接待怀孕女性，为其做建立孕检档案、化验、超声检查等工作。

申请计划生育指标

准爸爸准妈妈从医院获得相关妊娠诊断证明后需到户口所在地办理计划生育指标，准生证的办理各地区要求可能不太一致，但这个手续提前办理非常重要，因为孩子出生后落户口时需要此证明。

不要错过 NT 检查

孕 11 ～ 13 周检查胎儿颈部半透明组织厚度俗称 NT 检查。NT检查用于筛查唐氏儿和先天心脏病，这种筛查不等于诊断。NT 检查的优点在于一个早，任何超声与血化验检查都不能代替羊水诊断。早期检查 NT 值可以结合血液化验筛查唐氏儿。在发达国家，这种检查已经作为筛查畸形的手段之一。NT 检

查非常重要但时间的局限性比较大，超过相应孕周透明带会消失，也就无法测量 NT 了。如果错过 NT 检查，也不用担心，还可以在孕中期抽血进行唐氏儿筛查。

第一次听到胎儿心跳

对孕妇而言，在肚子上听到胎心音是无比兴奋的事情，这说明胎儿发育健康，已经由盆腔上升到腹部。目前多使用多普勒获取胎心音，孕 12 周后子宫长大到达骨盆上方就可以听到如钟表样胎儿心跳，如果借助听诊器获取胎心音，需要等到孕 5 个月后才能听到。

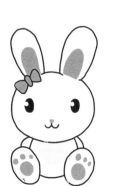

常大夫问答

Q 孕期生病是否要治疗？

A 女性怀孕长达 9 个月的时间，这期间不可避免地会发生类似感冒、发热、腹泻等常见医疗状况。很多孕妇出现异常情况时不是选择积极地治疗，而是以担心胎儿的健康为理由，选择不就医、不吃药、硬扛的做法，这是一种非常错误的行为。孕妇属于抵抗力低下群体，容易受到病毒细菌的伤害，发现病情应及早干预，否则极易迁延扩散。若不治疗，受到伤害的不仅是孕妇，胎儿受到的影响可能更多。孕期生病是否需要药物治疗应由医生判断后进行，切不可自行服药，当治疗获益更大时，就应该积极用药治疗。现代医学完全可以提供对孕妇和胎儿伤害较小的医疗服务，也有可供选择的医疗措施。

孕期生病对母胎均有伤害，预防是上策。作为预防的手段应尽量减少到空气流通较差的场所，避免与生病的人接触，多喝水，多吃新鲜蔬果，适当运动，避免熬夜，保证充足睡眠。

为何怀孕后肚子总是鼓鼓的?

 妊娠中晚期肚子鼓与胎儿增大有关,孕早期个别孕妇腹部膨隆多与孕激素导致肠管扩张有关,另外经产妇的肚子在孕早期会明显一些,俗称显怀,与前次怀孕腹壁曾经被拉伸过有关。

 **经常头晕、憋气为什么?**

孕期头晕现象非常普遍,这种现象经常出现在孕早期和孕中期,主要与孕期低血压和贫血有关,孕期低血压常出现在比较瘦弱的孕妇身上。孕早期头晕还和孕吐反应进食不好有关。而孕中期出现头晕、胸闷等情况多与贫血有关,还有个别情况是和心脏病有关。孕期本身就存在由于血液稀释所造成的生理性贫血,即血红蛋白会降低,血红蛋白在人体内承担携带氧气的作用,长时间低血红蛋白还可以导致孕妇和胎儿缺氧,故建议孕妇注意增加含铁食品的摄入。头晕、憋气明显需就医进行血化验,明确是否有贫血、心脏疾病问题。

需要注意的是,无论何时出现头晕状况,最重要的是预防跌倒带来的伤害。孕妇在变换体位或夜里起床时不能行动过快,应先坐或站立片刻再行走。

第3章 怀孕3个月

每次孕检必查的内容是什么？

A 每次孕检必查的项目有血压、体重和尿液。

其中女性的尿液化验检查结果因为受临近器官（阴道和直肠）分泌物的影响较大，如果一次检查出现异常结果，并没有其他伴随症状，则需要再次检查确认，再次检查前要注意清洗外阴，适当憋尿，留取中间尿样，如果化验结果仍然异常，需要就诊专科医生。

正规产前检查开始时间应该在孕 12 周后。由于异常妊娠（包括胎停育、宫外孕）的发病呈现逐渐上升的态势，更多的妇产科医师会在孕 12 周之前建议孕妇检查一次超声，以初步判定胎儿发育是否正常。

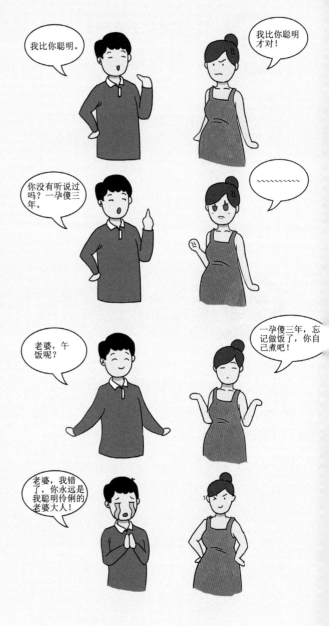

Q 孕妇隔离服有用吗?

A 中央电视台新闻频道晚间时段曾播出孕妇隔离服的新闻调查,我看后收获很大。经常被患者问及孕妇防护服的问题,现在终于有了权威答案。在新闻调查中,

专家指出,隔离服没有防护作用,穿戴后事与愿违,反而增加了胎儿的辐射量。目前也没有证据显示防辐射服的有效性。新英格兰医学杂志早在1990年发表文章证实:电脑辐射不增加孕妇流产率。至少到目前为止没有证据表明孕妇需要穿戴隔离服。不穿戴隔离服更有利于胎儿的发育。

Q 孕期多次做B超对胎儿有影响吗?

A 孕早期正常妊娠确诊的方法首选阴道超声,阴道超声直观、快速、患者无憋尿烦恼,同时阴道超声能够较腹部超声更早发现胎儿心跳。超声检查时可以看到:

形态、位置正常的孕囊,孕囊内可见胎芽及胎儿心跳。早期妊娠确定阴道超声为首选,对于月经规律女性最早可以看到孕囊的时间为停经后5周,看到胎儿心跳的时间为停经后6周。国外的妇产科医师都是采用阴道超声检查早孕妇女。目前没有证据证明超声会对胎儿造成伤害。有临床需要一定要及时检查。

63

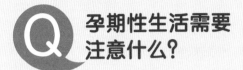

Q 孕期性生活需要注意什么?

A 产科医学明确指出早孕期3个月和晚孕期3个

月内应禁止性生活。孕中期可以有性生活,但不能过于用力,应避免女性性高潮,注意性生活的体位,夫妻生活时可女性侧卧位或男性下位。如果孕妇在孕期有并发症,如先兆流产、早产、阴道炎症、胎盘位置异常等问题,则不宜有性生活。

Q 孕期阴道分泌物增多的原因?

A 怀孕女性阴道分泌物会比孕前有所增加,但是

如果在短时间内增加很多,要考虑早产或阴道炎症所致。阴道炎症除了有分泌物增加外,还会有阴部瘙痒、异味等表现,而早产的孕妇会伴有小腹下坠感、分泌物中可能混杂有血迹。无论何种原因所致,均应前往医院检查。

Q 孕期需要检查微量元素吗?

A 孕期筛查微量元素并非必检项目,化验结果的波动性也较大,化验结果的可信性有限。如果孕妇没有不良饮食嗜好,建议服用孕妇维生素,不建议添加其他产品。

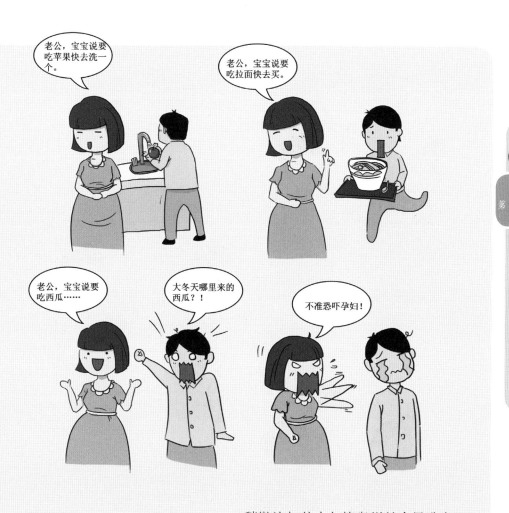

Q 孕期出鼻血该怎么办？

A 孕期血容量增加 30% ~ 40%，全身血管扩张，如有血管薄弱的地方，稍微施加外力如擤鼻涕就会导致出血。偶尔一两次少量出血，不会对母儿有大的影响。但经常出血，且量大，会引起贫血，需要看耳鼻喉科医师进行治疗。分娩时要用力，有时也会引起出血，因此产前请耳鼻喉科医师看一下为妥。

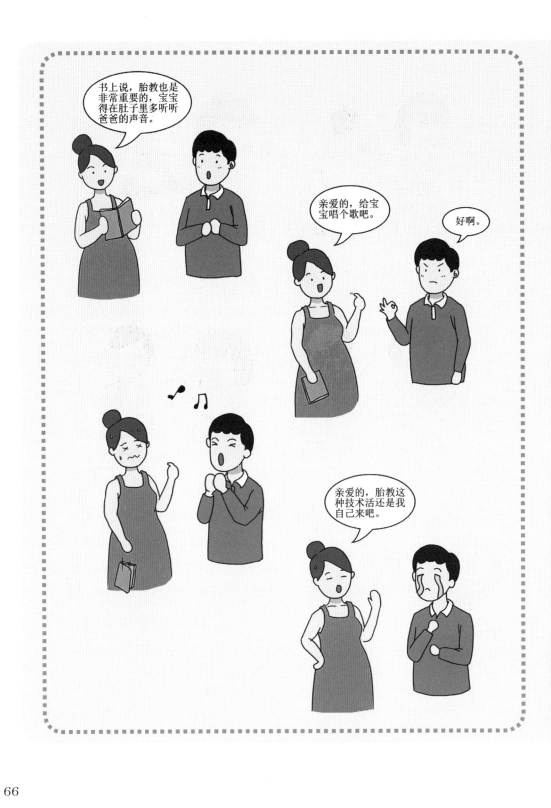

胎教有用吗?

所谓胎教,影响最大的其实是准妈妈的情绪。妈妈心情好,就是最好的胎教。胎教有很多方法,如听音乐、做运动等,这些都是让准妈妈心情放松、情绪愉悦的手段。目前没有证据表明胎教是无效的,也没有证据表明某种胎教是完全有效的。选择适合自己的孕期生活非常重要。

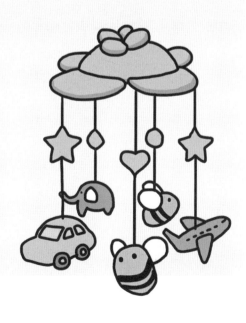

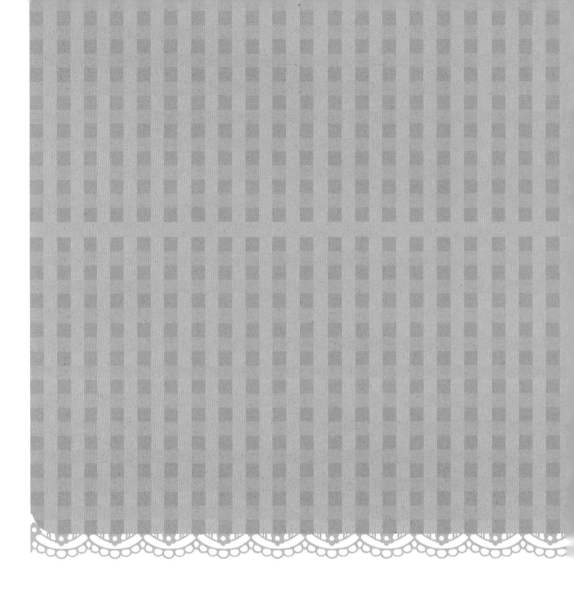

第 **4** 章

怀孕 4 个月

16 周

概况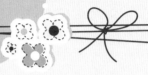

对孕妇来说这是个惊喜的季节，因为早孕反应消失了，食欲逐渐增加，下降的体重逐渐回升。腹部明显隆起，看起来孕味十足，此时孕妇的身体和心情也变得舒爽多了。此时增大的子宫已经"跳出"盆腔，尿频现象消失了。此外，孕妇已能感到乳房的增大，并且乳头周围发黑，乳晕更为清晰。从孕4个半月

开始感到胎动，最开始的胎动很微弱，犹如小鱼游来游去。接下来就该进入规律性的产检了。

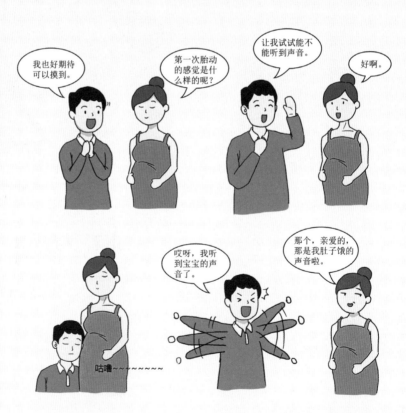

产前检查

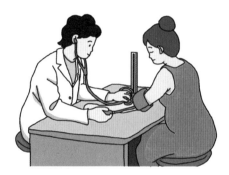

检查血常规、尿常规。测量血压、体重。

如果孕早期没有做 B 超检查，这个时候要补上，通过 B 超检查确定孕周，可以帮助计算唐氏儿的风险度。唐氏儿筛查不是诊断，可以通过孕妇体重、胎儿大小，结合孕妇血液中的激素水平，包括 AFP 甲胎蛋白、雌二醇，β-hCG 进行计算。

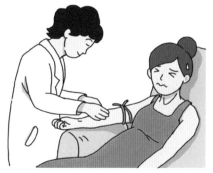

孕中期最纠结的就是唐氏儿筛查，检查结果的临界值是 1/270，小于这个值，是高风险的结果，需要进一步做羊水穿刺，大于 1/270 为低风险结果。如果得到低风险的结果，孩子患病的机会很低，但不是零。

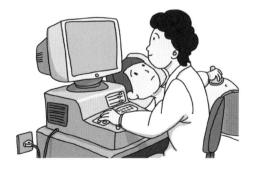

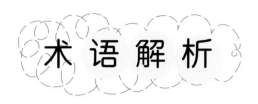

术 语 解 析

1. 脊柱

胎儿脊柱连续为正常，缺损或局部膨出为异常。

2. 胎动

有、强为正常，无、弱可能胎儿在睡眠中，也可能为异常情况，要结合其他项目综合分析。

3. 腹部 B 超

怀孕 4 个月后胎儿已经跃出盆腔，如果需要检查 B 超，已经无需憋尿了。

4. 唐氏儿

又称先天愚型、伸舌样痴呆等。唐氏综合征是人类最常见的一种染色体病，由于配子（生殖细胞）形成期或合子期（约受精后 24 小时内）细胞内多了一条 21 号染色体所致。

患者一般智力低下，头小而圆，鼻梁低平，眼裂小而外侧上斜，眼距宽，口半开，舌常伸于口外，耳位低（双耳上缘在两眼水平线以下）；颈短粗，指趾短，指内弯，小指褶纹一节，通贯掌；拇趾球部出现近侧弓状纹，拇趾与第二足趾间距离增宽呈"草履足"。常可伴生殖器官、心脏、消化道、骨骼畸形；免疫力低下，急性白血病的发生率较一般儿童高 20 倍左右。

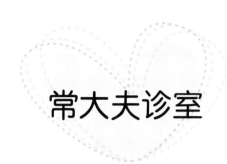
常大夫诊室

认识唐氏儿

唐氏儿综合征是人类第 21 位染色体数目多出来一条的结果。唐氏儿综合征的发生与母亲高龄、遗传、孕早期射线暴露等因素有关。尽管高龄（大于 35 岁）是发生唐氏儿的高危因素，但是低龄怀孕女性也会生出唐氏儿。诊断唐氏儿的准确方法为羊水穿刺获得胎儿脱落细胞，查看其中第 21 位染色体的数目。

唐氏儿的特征：身材矮小，头小，脸平，眼距宽，舌头突出，手指短，手宽、通贯掌，脚第一、二趾间距宽。

唐氏儿筛查方法与诊断手段

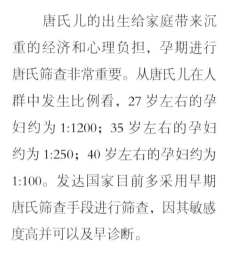

唐氏儿的出生给家庭带来沉重的经济和心理负担，孕期进行唐氏筛查非常重要。从唐氏儿在人群中发生比例看，27 岁左右的孕妇约为 1:1200；35 岁左右的孕妇约为 1:250；40 岁左右的孕妇约为 1:100。发达国家目前多采用早期唐氏筛查手段进行筛查，因其敏感度高并可以及早诊断。

唐氏筛查的手段目前有三种：一是孕早期（11～13 周）进行筛查，需要 B 超检查 NT 数据结合血液 PAPPA 检查；二是孕中期（15～19 周）的抽血进行三联激素筛查唐氏儿；三是目前很时髦的胎儿 DNA 检查，即检查母血中胎儿细胞中的 DNA 成分，推测是否为唐氏儿，可以检查的孕周为 12～24 周，个别医院还可以在稍大孕周进行该项检查。就敏感度而言，胎儿 DNA 检查最敏感，可信度最高，其次为早唐筛查，再次为孕中期筛查。孕妇可以根据产检医院开设的检查方法选择一种手段进行化验。无论选择何种筛查方法，如出现高危结果都需要进一步羊水穿刺进行产前诊断。

此外，孕早期唐氏儿筛查还适用于双胎妊娠，其他两种方法则仅适用于单胎妊娠，遗憾的是国内开展早唐筛查的机构并不多，绝大多数医疗机构都只进行中唐筛查。

既往怀过唐氏儿、高龄、孕早期受到射线照射或反复流产的女性，怀孕后需要进行产前诊断，方法有很多种，如绒毛活检（孕 12 周前后）、羊水穿刺（16 ~ 24 周）或脐血穿刺（孕 25 周后）等，无论何种方法都是获取胎儿的细胞，查看其中的染色体数目是否正常。对于有产前诊断指征的孕妇，则没有必要进行筛查化验。

解读唐筛结果

所有准父母在接受唐筛化验前一定要充分了解唐氏儿筛查的目的、结果和含义，这样可以避免拿到化验结果后的烦恼。唐氏儿不是一个新病种，在没有开展抽血化验筛查以前就存在，筛查目的是为了优生。如果个人的心理承受能力有限，想在产前获得确切诊断，可以直接去做羊水检查获得确切结论。《母婴保健法》规定，所有孕妇均应接受唐筛检查，并有知情选择权。如果得到高风险的化验结果，则需要进行羊水穿刺检查，这是唯一明确胎儿是否异常的检查手段。羊水穿刺存在一定风险，但风险的发生率很低。

羊水穿刺的指征

羊水穿刺可以获得准确度较高的胎儿染色体数目信息，但其对于母儿的危险性也相对较高。通常在下面的状况下，建议孕妇进行羊水穿刺检查：

1. 孕妇先前产下过有染色体异常的孩子，比如唐氏儿。

2. 血液筛查指标呈高风险结果。

3. 早孕期暴露射线。

4. 既往多次流产。

5. 大于等于35岁的高龄孕妇。

6. 家族性遗传代谢疾病。

7. 其他。

宫颈松弛症的危害和治疗的最佳时期

宫颈松弛是由于宫颈部位的肌肉力量薄弱造成的，可能为先天原因，也可能是由于宫颈部位手术操作所致。前者无法预防，后者在进行宫颈手术治疗时也很难掌握。

宫颈松弛症的危害主要为孕中期流产和孕晚期早产。宫颈松弛症属于罕见的临床现象，并不需要常规筛查。

出现宫颈松弛症后关键在于及时干预，应在孕中期进行宫颈缝合术，可以达到预防流产、早产的目的。如果怀孕4个月左右有小腹坠胀、分泌物增多、曾经有宫颈锥切历史的孕妇，可以在孕中期进行超声检查，查看宫颈长度和形状，发现问题及时干预。

孕期不要久坐

对孕妇而言，长时间坐着不动，不但会感到身体不舒服，而且可能会对孕妇本身及胎儿健康不利。因为孕妇的血液循环相对比平常要差一些，如果久坐不动，可能导致血液循环不良，造成踝关节肿胀和小腿静脉曲张。因此建议孕妇坐着时，注意活动腿部，或者原地站立全身缓慢活动。

衣食住行要合理

孕期穿衣以宽大舒适为宜，不要穿紧身胸罩及衣裤。饮食上不可偏食，要注意摄入富含钙、铁、维生素等营养素的食物，既可以预防妊娠期贫血，还可以预防便秘。孕妇要保证每天8个小时的睡眠，尽可能午休。睡眠时可以用枕头把小腿垫高，以帮助血液循环，注意盖好腹部，以免受凉。要合理安排身体活动，如步行、孕妇瑜伽、游泳等，以免体重增长过快。

孕期生活规划

孕期不必停职在家静养，但应

避免负重，避免高温、有毒有害的工作环境。如果上班需要自驾，建议开车时间不宜过长，不要开快车，调整座椅至舒适位置，安全带放在上腹部和下腹部，避免急刹车对胎儿的伤害。

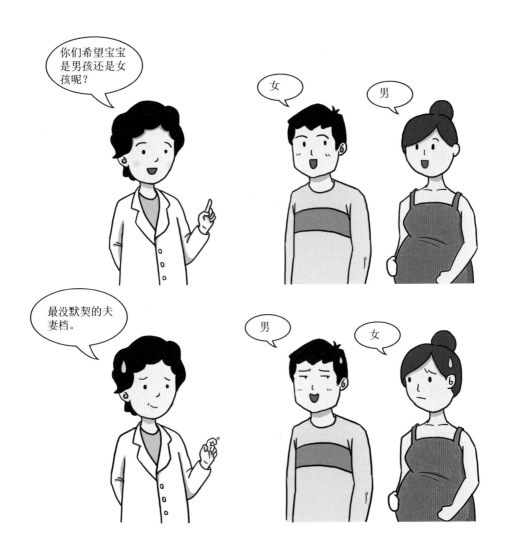

常大夫问答

Q&A

Q **羊水穿刺是干什么的?**

A 羊水穿刺又叫"羊膜穿刺术",是产前诊断方法之一。它通过抽取子宫内的羊水标本,来获得有关胎儿健康的信息。透过羊水穿刺取样,可以取得大量与胎儿基因、染色体构成、胎儿成熟情况(特别是肺)及胎儿是否带有遗传疾病等信息。羊水穿刺虽然可以获得准确度较高的胎儿基因信息,但其对于母儿存在一定的危险性,在所有产检方式里,是属于"高风险,高回报"的一种。具有羊水穿刺指征的孕妇才进行羊水穿刺检查。

孕期可以选择哪些运动？

 孕期可以选择散步、游泳（但孕早期不适合）、孕妇体操、孕妇瑜伽等运动。

也许有人要说，过去没有孕妇练瑜伽也都顺产了，为什么现代女性怀孕后还要花钱去接受体能锻炼？我认为，目前的孕妇绝大多数都是独生子女，一旦怀孕工作也不做了，双方家庭的父母全部出动，搞得孕妇"衣来伸手饭来张口"，最后没有力气生孩子。因此在有限的活动种类中，我推荐孕妇瑜伽。

与正常人做的瑜伽相比，孕妇瑜伽的活动量和活动强度都有所不同，教练必须经过专门训练。在临床中我们发现，做过瑜伽运动的女性体能好、能够很好地耐受产程，同时很会呼吸调节，对第一和第二产程都有很大帮助。

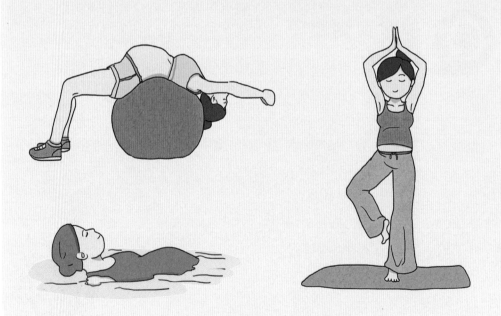

Q 孕期可以旅行吗?

A 怀孕虽不属于疾病状态，但这是女性的特殊生理时期。依据胎儿的生长规律，分为三个阶段，从末次月经开始到怀孕3个月为胎儿最不稳定状态，长途旅行的劳累、颠簸可能导致流产，建议停止长途旅行；怀孕4～8个月相对稳定，可以安排舒适的旅行活动；绝大多数航空公司拒绝孕34周后的孕妇登机，孕晚期劳累颠簸可能出现早产，在安排日程时应注意。

Q 孕期乘坐飞机需注意什么?

A 孕妇在乘坐飞机时应注意：飞机在起降过程中地球引力的变化、飞行过程中空气气流及其压力的骤变都会导致飞机的剧烈颠簸，飞机的上下起伏对于大脑平衡功能较差的孕妇而言可能导致晕动症，使本身已经存在的孕吐更加恶化，这些都是可以导致流产的原因。长时间多次高空飞行时的太阳辐射、宇宙射线还有可能影响孕早期胚胎，导致胎儿畸形。

进入孕中期，大部分的航空公司允许孕34周前的孕妇搭乘飞机，但需要近期就诊医生出具的允许飞行证明，乘机前应向产科医生索要乘机证明。

孕晚期坐飞机的主要风险仍来源于飞机在空中不稳定性，剧烈的颠簸可以导致早产、胎盘早剥等问题。机舱内狭小的活动空间，长时间的固定坐姿，加之孕妇本身存在高凝血状态，使下肢血栓的发生率明显增加，严重者还可以诱发肺栓塞危及生命。因此，应尽量避免孕晚期长时间搭乘飞机，如果确需乘坐飞机，应穿预防下肢静脉血栓的专用袜子，飞机升空稳定后，要间断地原地活动下肢或适当站立行走，促进下肢血液循环，长途飞行后出现下肢不适应需及时就医。

　　孕妇出行还应尽量避免携带大量行李，避免过度劳累应激状态所导致的宫缩早产，在飞机上使用安全带时要注意不能直接把安全带压在腹部正中，避免飞机起落或飞行中颠簸所产生的冲力挤压胎儿或造成胎盘早剥，正确的做法是把安全带摆放在子宫的顶部和大腿的根部位置，如果带子长度不足，应申请增加长度，不可强行扣紧安全带固定身体。

　　同时孕期出行应携带简单的产检资料并有家人陪伴，以备意外情况发生时能及时求助并说明情况。

- -

Q 孕期养狗要注意什么?

A　　现代社会养宠物的家庭越来越多，孕期养狗安全分娩的孕妇比比皆是。医学上并没有明确规定怀孕后必须与宠物狗隔离，如果孕期仍处于与狗接触的环境，需注意以下几点：定时为狗检疫并注射疫苗，定时为狗清理卫生，避免自家狗接触陌生或流浪狗，避免触摸不熟悉的小狗。

Q 如何知道胎儿是否安全?

A 孕期逐渐增大隆起的腹部是胎儿生长发育的标志,孕 5 个月起自觉胎动后,是胎儿存活的标志,孕晚期感受胎儿胎动也是胎儿在宫内安全的信号。

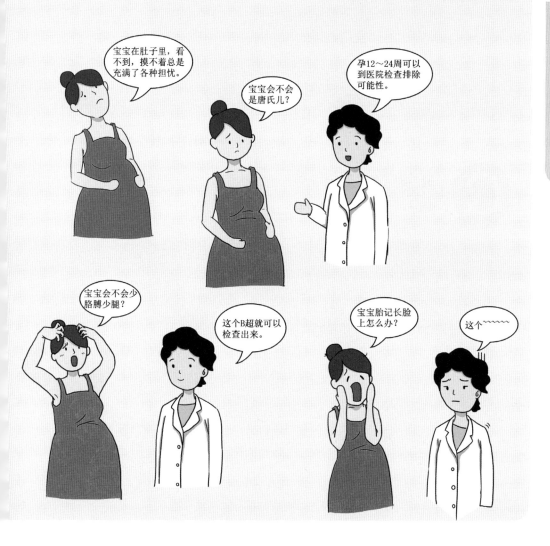

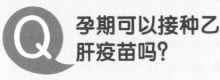

Q 孕期可以接种乙肝疫苗吗?

A 怀孕女性如果孕前没有接种过乙肝疫苗，体内

没有保护抗体，怀孕期间需注意个人卫生避免接触肝炎患者，避免孕期发生感染。孕期不能接受肝炎疫苗，孩子出生后或哺乳结束后可以考虑疫苗接种，全部接种周期需要6个月的时间。

Q 孕期过敏怎么办?

A 孕期过敏是一件麻烦事，很多治疗过敏的药物都含有激素，不适合孕妇使用。发生过敏后首先要忌口，所有易导致过敏或加重过敏反应的食物都要停止，如海产品、鸡肉、牛羊肉、奶制品等，换句话说高蛋白食物都要远离，另外还要忌辛辣葱姜，多吃水果蔬菜，多喝水。避免化纤衣物，不使用未用过的化妆品。如过敏严重要就诊皮肤科明确诊断对症下药，如果西药无效，可寻求中药治疗，但是需要事先告知怀孕的状况。

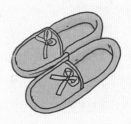

Q 孕期服中药对胎儿安全吗？

A 中药在我国有几千年历史，在西药诞生前中药维系我们民族的繁衍。中药的使用多为经验用药。孕期如需就诊中医，应告知怀孕的状态，医生在开处方时，会考虑到胎儿的安全。

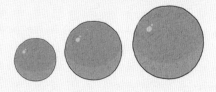

Q 怀孕可以注射流感疫苗吗？

A 美国 FDA 建议孕妇在流感流行季节接种流感疫苗。因流感泛滥时，孕妇会首当其冲中招，并且病情较重。不但孕妇本人需注射流感疫苗，孕妇的家人也应接种疫苗，避免把病毒带回家传染孕妇。

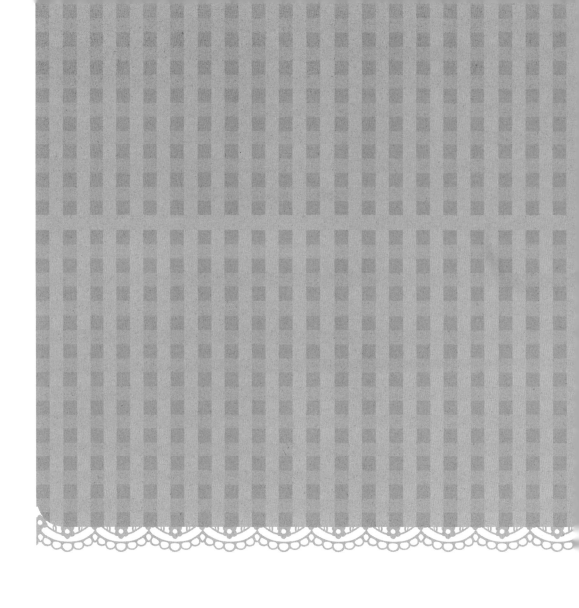

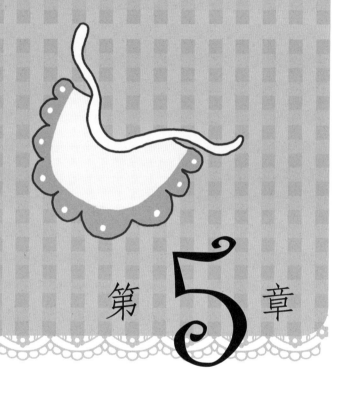

第 5 章

怀孕 5 个月

20 周

概况

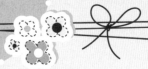

怀孕 5 个月最重要的检查是大排畸，即通过 B 超检查排除胎儿畸形。临床上要求 B 超诊断出来的五大畸形有：无脑儿、明显脊柱裂、严重的先天性心脏病、单腔心、腹壁疝。需要强调的是，胎儿小的畸形是看不出来的，比如非常明显的兔唇才能诊断出来，其他像胎儿的智力、听力、嗅觉、肛门闭锁、尿道下裂等 B 超检查都看不出来。

血液化验的三个指标：

白细胞：升高的情况下，要看中性粒细胞比例，正常值是 50% ~ 70%，大于 70% 意味着感染的情况。

血色素也叫血红蛋白：随着孕周的增加，血色素逐渐下降，血色素低于 110g/L 则要干预。

血小板：孕妇出现血小板减少，意味着生产要面临出血的风险。

以上三个指标如果波动不大，不需太在意。

到了怀孕 5 个月，胎儿可以握紧双手了，而孕妇可能会感觉到色素沉着比较明显，能自觉胎动，还可能出现妊娠期常见病症，如牙龈出血等。建议孕妇注重健康，参加医院举办的孕妇学习班，尽量练习左侧卧位，合理膳食，适量运动，保持适宜体重。

怀孕后皮肤变差不能化妆。　　　　衣服都不能穿了。

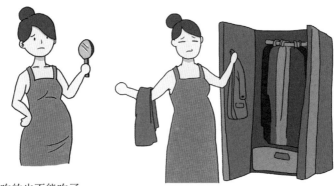

好多吃的也不能吃了。

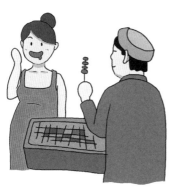

聚会唱歌也不能参加了。

我怎么这么惨！

虽然如此妈妈有你陪伴就够了。

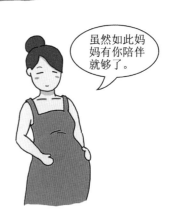

 产前检查

血常规、尿常规。测量血压、体重。

B超筛畸，胎儿DNA检查。

术语解析

1. 双顶径（BPD）

是指胎儿头两侧直径测量的数据，医生常常用它来观察胎儿发育的情况，判断是否有头盆不称，能否顺利分娩。按一般规律，怀孕3个月时双顶径小于3cm，在怀孕5个月以后，基本与怀孕月份相符，也就是说，孕7个月时双顶径约为7cm，孕8个月时约为8cm，以此类推。孕8个月以后，平均每周增长约为0.2cm为正常。

2. 股骨长度

是医生利用B超给孕妇做孕期检查时，用它来观察胎儿发育情况常用的指标。股骨是人体最大的长骨，指大腿骨，股骨长即指大腿骨长度。它的正常值与怀孕相应月份的双顶径相差2～3cm左右。

3. 顶臀长

又称顶臀径，简称CRL（Crown-Rump Length），是胚胎学中用于测量胎儿身体状况的标准之一。指胎儿从颅骨顶部到臀部外缘的距离，一般怀孕7～12周左右测量。

4. 枕额径

胎儿鼻根至枕骨隆突的距离，又称前后径，也是计算胎儿头从前到后最长的部分，以这个数据来判断胎儿发育情况和孕周。

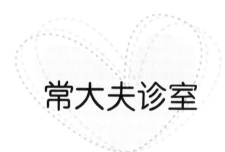

常大夫诊室

B 超筛查胎儿畸形

B 超检查对孕期排除胎儿畸形非常重要，只要有需要就应该及时检查，目前没有证据表明超声检查可以导致胎儿畸形。就怀孕的不同时期而言，怀孕 3 个月、5 个月和 8 个月的超声检查最为重要，是排除胎儿畸形的重要时间段，孕妇应避免错过这个时间段的检查。

胎动的最初察觉

胎动指的是胎儿在子宫内的活动，包括频率、强度、活动规律及持续时间等。初次怀孕的女性，第一次感觉到胎动的时间应该在怀孕 18 ~ 20 周，经产妇、腹壁薄的孕妇感觉胎动会早一些，腹壁厚的孕妇感觉胎动会晚一些。

最容易感到胎动的时间是早晨平卧状态。不要想象最初的胎动如打鼓一样，20 周的胎儿活动力量有限，妈妈的感觉也很轻微，常常如同肠子蠕动一样。另外感觉胎动的强弱与胎儿在子宫内的体位也有关系，如果胎儿是四肢向外的姿势，那么胎动的感觉就会明显一些。

即使怀孕超过 20 周没有感到胎动，也没关系，只要 B 超检查证实胎

儿发育情况良好就不必过分担心，随着胎儿长大、活动时力量加大，感受胎动是迟早的事情，没有感受到胎动的原因多与腹壁的肥厚有关。

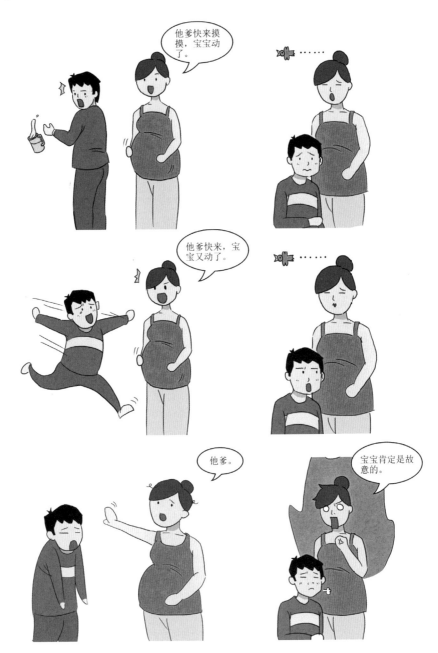

解读胎儿心脏强光点

胎儿心脏强光点是近几年通过B超进行胎儿畸形筛查时发现的一种现象，这种现象可能是胎儿异常的表现，也可能是生理变异，目前对这个解释很困惑。与胎儿染色体异常有一定的相关性，但是比例较低。医生不会单纯因为心脏强光点而让孕妇终止妊娠，大多会建议孕妇定期复查，包括胎儿出生后直接给新生儿做超声心动。发现单纯胎儿心脏强光点后是否一定要进行产前诊断，目前没有定论，但是建议生后复查。如果同时发现其他胎儿结构异常，应进行产前诊断（可做羊水穿刺或脐血穿刺）。

左侧体位睡觉的益处

怀孕后增大子宫受到盆腔左侧乙状结肠的衬垫，会发生子宫右旋10～15度，从而减少胎儿的血液供应，孕妇左侧卧位可以调整子宫右旋

角度，减轻血液进入子宫的阻力，因此建议孕妇采取左侧睡姿。如果左侧卧位已经疲劳，可以采取半卧位，但不建议右侧卧位，因为右侧卧位会加重子宫右旋的角度。

解读胎儿脑室扩张

胎儿脑室扩张是指脑室腔隙增宽，严格来说，这不是一个诊断而是一种影像图描述，包括了各种原因的扩张以及各种程度的扩张。脑室是脑脊液循环的通路，当脑脊液循环出现障碍回流受阻，就会引起脑室增宽。更多情况下，脑室扩张是针对那些不明原因的轻度脑室扩张的描述。轻度脑室扩张可以合并严重颅脑结构畸形，有时也可能是各种原因导致脑积水的早期表现。

引起脑室扩张的常见中枢神经系统畸形有：神经管缺陷、脑积水、全前脑、Dandy-Walker异常、胼胝体缺失、脑裂畸形、颅内出血、颅内感染、颅内肿瘤、脑血管畸形等。轻度脑室扩张的原因有：染色体异常、

遗传综合征、脑积水早期、部分产前不易诊断的脑部畸形、潜在的胎儿颅内或颅外异常等，有些则原因不明，有些也可能是正常变异。

脑室扩张的诊断标准为任何孕周侧脑室宽度到达或超过 10 mm。有学者认为 10 ~ 12 mm 为轻度扩张，13 ~ 15 mm 为中度扩张，大于 15mm 为重度扩张；脑室扩张可以双侧，也可以单侧。

由于胎儿在宫内的体位各不相同，加上病变的严重程度不一，可能导致部分异常未能清晰显示，因此，凡是超声观察到脑室扩张，就应该仔细检查其他部位，包括颅内及颅外，有无存在异常，必要时再次复查。相当一部分的脑室扩张病例通过详细的超声检查，可获得明确诊断，从而进行正确的咨询及产科处理。

由于脑室扩张的原因很多，因此预后也有很大的不同。如果产前超声能够发现原因，能够做出具体诊断，预后就相对比较明确。产前发现胎儿脑室扩张，首先应该仔细检查颅内颅外结构，观察是否存在其他部位的异常，磁共振对发现潜在的脑部异常有帮助，并指导进行染色体检查，必要时需排除宫内感染。若合并其他部位畸形或染色体异常，则按照该畸形或染色体异常进行处理，有严重畸形者可终止妊娠，继续妊娠者应超声定期随访脑室情况，在随访过程中可能会观察到其他异常，或脑室扩张加重，如果妊娠随访过程中脑室扩张消退，胎儿正常结局的机会较高。

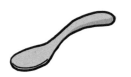

常大夫问答

Q B超发现胎盘位置低怎么办?

A 孕期发现胎盘位置低,作为孕妇本人不能做任何事情来改变其位置。孕期胎盘有其自身生长规律,胎盘的位置与受精卵植入子宫位置有关。对于前置胎盘的诊断一定要等到孕28周才能确定。因为随着孕周增加,绝大多数的胎盘都会逐渐上移,移动的速度和高度存在个体差异,因此孕28周前仅能诊断胎盘前置状态,不诊断前置胎盘。如果已经是足月的胎儿,胎盘位置仍低,则需剖腹分娩。

胎盘位置低的主要危害为产前、产时出血,产前要查看是否有贫血,如有贫血要口服铁剂治疗。日常生活中应注意避免剧烈活动,并多吃蔬菜水果、保持大便通畅,孕期出血期间避免上举和下蹲的动作，避免性生活，如病情严重，则需要卧床休养，休养时应注意定时按摩下肢，预防静脉血栓。

Q B超必须诊断的畸形有哪些？

A B超需要诊断的畸形有无脑儿、脊柱裂、严重的先天性心脏病、单腔心、腹壁膨出等，产前胎儿畸形能否获得诊断与胎儿畸形程度、羊水量、胎儿体位、检查仪器敏感度、检查者经验、孕妇腹壁厚度有关。B超不能诊断的疾病有新生儿智力、视力、听力、自闭症等器官功能异常。

Q 孕期需要在家听胎心吗？

A 有很多人怀孕后喜欢在家用多普勒听胎儿心跳。胎儿发育有自身规律，孕6周出现原始心管搏动，在超声检查时可以看到胎儿的这种活动，此标志性现象出现也证明胎儿存活，这种心脏搏动会持续终生。经腹部用多普勒可以听到胎心音大约是在怀孕3个月后，随着胎儿长大，更容易用多普勒听到胎儿心跳。不建议孕妇在怀孕初期自行听胎心，因为胎儿较小时，作为非专业人员寻找胎心音较困难，一旦听不到胎儿心跳会造成孕妇的紧张情绪。

怀孕后监测胎动比听胎心音更重要。自从围产医学建立，医生就一直要求孕妇在孕晚期学会监测和计数胎动，而从未要求孕妇在家获取胎心音。良好的胎动是胎儿在宫内生存的安全信号，而听到胎心不能完全代表胎儿是安全的，就如同走到生命尽头的病人已经无法活动肢体，但是仍有心跳是同样的道理。

 何时计数胎动?

 由于胎动好坏关系到胎儿的安危，很多孕妇从第一次感到胎动时就想计数胎动，这种做法是不可取的，因为此时胎儿较小，活动没有规律，正确的胎动计数应从孕晚期开始，因为此时胎动逐渐有力并显示规律性，出现异常可以施救。

 乳房增大很多怎么办?

 怀孕后乳房开始逐渐增大并有着色，这是正常生理变化。孕期雌孕激素会引起乳房组织增生包括乳腺腺体和腺泡，为产后泌乳做好准备。每个孕妇怀孕后乳腺体积都会增大，但是存在个体差异，医生和孕妇本人无法通过外源力量来改变或控制这种生理变化。

Q 肚子上为何会有
一条黑线？

A 孕期体内会分泌很多雌
孕激素，这种激素会导
致色素沉着，沉着部位多分布在乳房、
腋下、会阴部、腹部正中分界线，这
是孕期的生理现象，产后会逐渐消失，
不必过分担心。

Q 我怀的是二胎，
为什么感觉肚子
比第一胎大很
多？

A 主要原因是初次怀孕时
腹壁被牵拉过，肚皮较
松。而第二次怀孕后很容易显示子宫
的形状，俗称显怀。

孕中期就出现手脚水肿，属于异常现
象，应去医院检查是否存在低蛋白血
症或血压及肾功能异常，若存在问题
应对症治疗。但双手发胀和水肿是两
码事，孕妇应在医生的检查下区分是
否真正存在水肿问题。

Q 孕中期水肿什么
原因？

A 孕晚期出现下肢水肿是
比较普遍的现象，但在

Q 我的肚子为何这么小?

A 经常有孕妇担心胎儿太小,担心的理由是肚子没有其他孕妇大。其实光看肚子的体积是无法判断胎儿的大小的,我曾经遇到肚子犹如双胞胎的体积,孩子出生时仅 5 斤多的产妇。判断胎儿大小一方面要根据医师检查,另一方面还可参考超声结果。影响腹形的因素较多,绝不能单凭腹形大小来增减饭量。

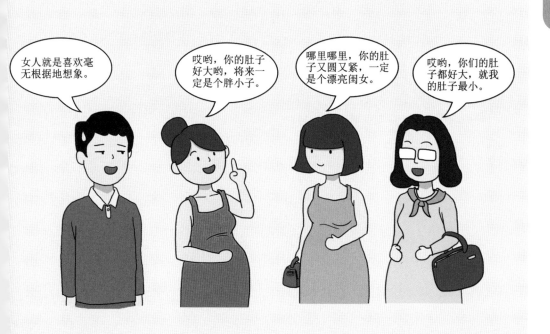

女人就是喜欢毫无根据地想象。

哎哟,你的肚子好大哟,将来一定是个胖小子。

哪里哪里,你的肚子又圆又紧,一定是个漂亮闺女。

哎哟,你们的肚子都好大,就我的肚子最小。

Q 如何诊断胎儿宫内发育迟缓?

A 判断胎儿生长发育情况有临床检查和超声检查,临床检查有宫高腹围和医生触诊,根据测量数据和触诊结果可以初步评估胎儿大小,该检查受羊水量、孕妇腹壁厚薄、进餐等因素的影响有一定误差;超声检查直接测量胎儿数据,结果相对精确。怀疑胎儿发育迟缓,建议检查超声明确诊断。

Q 孕期小腿抽筋疼,早上起床手指弯曲时也疼,是缺钙症状吗?

A 很多孕妇晨起时会有手指小关节活动时"僵硬"的表现,这种现象是孕期关节松弛所致,与缺钙关系不大,常常孕中晚期出现,早晨明显,活动后减轻。腿抽筋是缺钙的常见表现,可以吃富含钙的食品,如牛奶、鸡蛋、海产品、豆制品,同时还要接受日晒,这样有助于身体合成维生素 D 利于钙的吸收。市场上的钙制剂非常多,需要补钙时,建议选择含有维生素 D 的制剂。

孕妇打鼾是什么原因?

孕妇打呼噜应该是由于喉部肌肉松弛、肥胖、枕头的高度不妥或是咽部结构异常所致,之所以呼吸时能发出声响,是氧气进出身体有阻碍的结果,严重的可能出现呼吸暂停导致低氧状态,进而影响胎儿的氧气供应。建议打呼噜的孕妇咨询耳鼻喉科医生,调整睡眠体位,必要时可以戴睡眠矫正器。

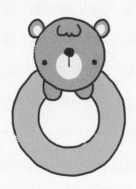

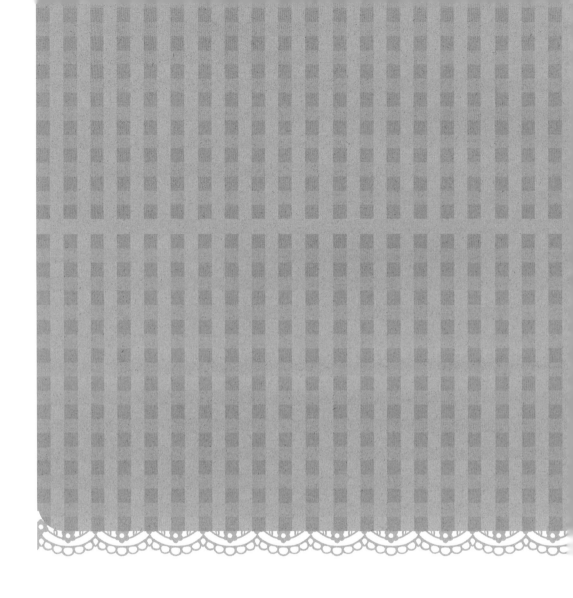

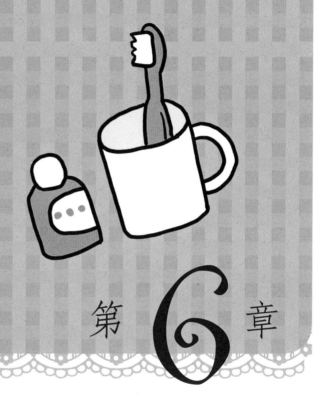

第 6 章

怀孕 6 个月

24 周

概况

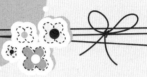

对于孕妇而言，怀孕6个月和5个月时身材差不多。此时期最重要的检查是孕妇糖尿病筛查。通常采用的是75gOGTT（口服葡萄糖耐量试验）的诊断方法，诊断标准为：空腹及服糖后1、2小时的血糖值分别为5.1mmol/L、10mmol/L、8.5mmol/L。任何一次血糖值达到或超过上述标准即诊断为妊娠糖尿病。即使诊断为妊娠糖尿病也不要慌张，首先要去看营养科，控制饮食、加强运动，另外还要自备血糖仪，监控血糖变化。如果控制后血糖指数仍不好，要到医院看内分泌科。

妊娠糖尿病多与家族遗传、胰腺感染、体重增长过多等有关，不仅对孕妇现在、将来有影响，而且对胎儿也有影响，如巨大胎儿、胎儿生长受限、流产、早产、胎儿畸形等。

产前检查

血常规、尿常规。测量血压、体重。

胎儿系统B超筛畸。孕妇糖尿病筛查。

常大夫小叮咛

1 血红蛋白 < 110g/L, 血清铁蛋白 < 12μg/L, 补充元素铁60 ~ 10mg/d。

2 必要时开始补充钙剂, 600 mg/d。

术 语 解 析

1. 妊娠合并糖尿病

妊娠合并糖尿病有两种情况，一种为原有糖尿病（DM）的基础上合并妊娠，又称糖尿病合并妊娠；另一种为妊娠前糖代谢正常，妊娠期才出现的糖尿病，称为妊娠期糖尿病（GDM）。糖尿病孕妇中90%以上为GDM，糖尿病合并妊娠者不足10%。GDM发生率世界各国报道1%～14%。我国GDM发生率1%～5%，近年有明显增高趋势。GDM患者糖代谢多数于产后能恢复正常，但将来患2型糖尿病机会增加。糖尿病孕妇的临床经过复杂，对母儿均有较大危害，必须引起重视。

2. 羊水

充满在羊膜腔内的液体称为羊水。妊娠早期的羊水主要来自母体血清经胎膜进入羊膜腔的透析液。妊娠中期以后，胎儿的尿液成为羊水的主要来源。妊娠期羊水量逐渐增加，妊娠38周约1000ml，此后羊水量逐渐减少。羊水可以避免胎儿受到挤压，胎儿吞咽或吸入羊水还可促进胎儿消化道和肺的发育。羊水深度在2～8cm之间为正常，超过8cm为羊水增多，少于2cm为羊水减少。判断羊水量精确的指标为羊水指数（AFI），即人为把子宫分为四个象限，测量四个象限的羊水深度之和为羊水指数。正常值为5～25cm，AFI ≥ 25cm为羊水过多，AFI ≤ 5cm为羊水过少。

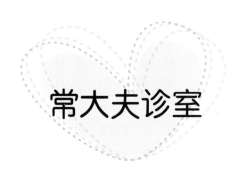

常大夫诊室

发现血糖异常的对策

孕期糖尿病血糖控制标准与普通人群略有不同。孕妇控制血糖的标准为：餐后 1 小时 <7.6mmol/L，2 小时 <6.7mmol/L。糖尿病孕妇控制血糖在正常范围非常重要，但是不能一味追求较低的血糖水平，除了保证餐后不高于相应指标外，空腹血糖不要低于 3.3mmol/L，夜间血糖不能低于 4.4mmol/L。如果孕妇面临糖尿病的困扰，无论病情如何，管住嘴、迈开腿是控制血糖的基本原则，得了糖尿病不可怕，重要的是应在医生指导下控制血糖，如果血糖控制不佳需采用胰岛素治疗。

孕期出现糖尿病的孕妇与孕期体重增加过多、胰腺感染或是家族遗传有关。极少数孕妇产后仍然会存在血糖代谢异常（约30%），大部分人群尽管产后血糖可以恢复正常水平，但其将来发生糖尿病的机会高于普通人群。对于孕期出现血糖异常的产妇，在将来的生活中可以吃甜食，但要控制摄入量并控制体重。

肚子出现了红色条纹

孕期妊娠纹的出现与皮肤弹性、体重增加的数量及速度、胎儿数量、大小及羊水量多少、是否使用防护产品等有关。这当中体重增加速度最为重要。如果短时间内增加体重很多，皮肤无法耐受，就会出现真皮层断裂，初期为红色条纹，经过数月后变成灰白色，成为永久的皮肤印迹。

孕七个月后易长妊娠纹，常见发生部位为下腹部、大腿外侧、臀部皮肤，最危险的时期是生产之前，可能在一天内它就会爬上你的肚皮，俗称"晚节不保"，所以即使孕晚期也不能掉以轻心。一旦进入孕晚期立刻加大运动量，运动既有助于顺产又能预防皮肤出现"西瓜条纹"。

对已产生的妊娠纹使用药物是没有疗效的，但是可以涂抹润肤露来缓解皮肤的瘙痒症状。因此孕期应保持体重均衡增长，避免产生更多妊娠纹。

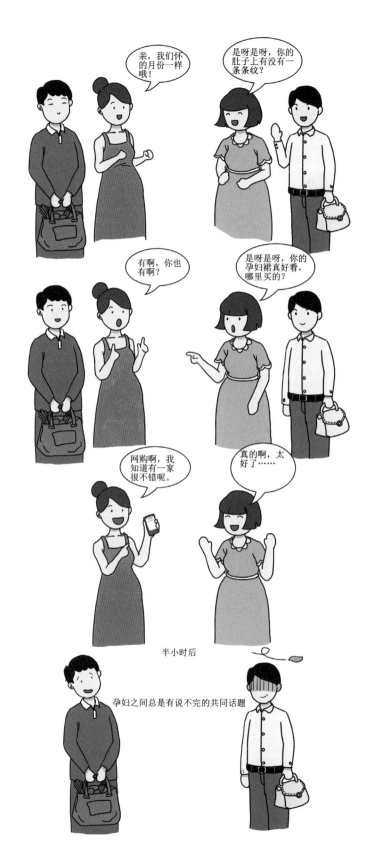

孕期腹部皮肤保养

从一怀孕就开始涂抹。腹部容易出现妊娠纹的时间应该在胎儿快速成长期即孕 7 个月后，最常见的部位为腹部两侧下方，其次为臀部、大腿上部外侧，后者是最容易遗忘的部位，要注意保护。

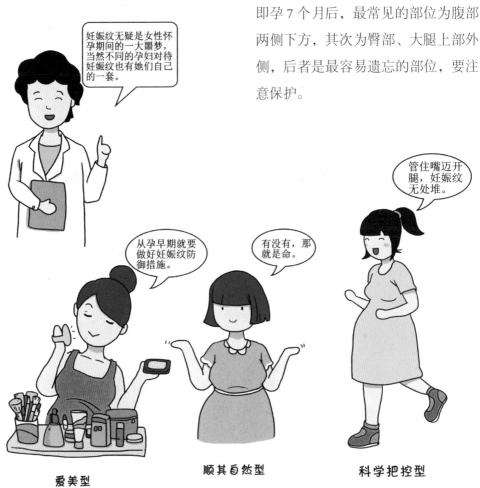

爱美型　　　　　顺其自然型　　　　　科学把控型

胎儿超声心动检查

怀孕后很多人特别关注腹壁美观，担心生产后变成一个"花肚皮"，因此买了各种保护皮肤的产品，甚至

发现胎儿心脏发育异常需要做胎儿超声心动检查，这是一种专门检查胎儿心脏结构的超声仪器，对于已经

生产过先天性心脏病患儿的孕妇、妊娠合并糖尿病的孕妇、本次妊娠超声检查怀疑心脏结构异常的孕妇应进行该项检查。

孕期贫血诊断标准

孕期诊断贫血主要以血液化验指标为主，肤色和口唇颜色仅供参考。怀孕妇女贫血现象普遍存在，经抽血化验，一般表现为血色素小于110g／L。发现贫血后如果不及时纠正，对孕妇和胎儿均有影响。血色素的主要功能是运输氧气，以维持胎儿生长发育和孕妇正常生活器官代谢的需要，如果贫血长时间得不到纠正，孕妇可能出现贫血性心脏病、产后伤口延期愈合或胎儿宫内发育迟缓等问题。

孕期贫血最常见为缺铁性贫血，经治疗2周后，孕妇的血色素会出现上升现象。如果服药后血色素没有改变，则要看血液科医生。孕妇在治疗贫血血色素达到正常指标后，仍建议再服用3～6个月铁剂，以补充骨髓中储备铁的不足。除缺铁性贫血外，

还有其他导致贫血的原因，如地中海贫血、镰状红细胞贫血等。

缺铁性贫血的治疗对策

孕期缺铁性贫血的治疗首选含铁制剂。常用的药物有很多，如速力菲、力斐能、福乃得等。孕妇应在餐后服用铁剂，这样会降低胃肠的不适感，并应注意避免用牛奶、茶水服药。部分孕妇服药后会出现恶心、腹胀、便秘、便色发黑等问题，出现这些情况不要紧张，应多吃富含纤维的食物，多喝水，来缓解这些不适症状。

另外补充含铁食物对孕期贫血治疗也非常重要。含铁较丰富的食物有很多，如瘦肉、鸡蛋、动物肝脏、动物血液制品、深绿色蔬菜、黑木耳、红小豆、黑米、大枣、车离子（大樱桃）、黑莓等。其中动物肝脏是补血的极好原材料，动物来源的铁较植物铁更容易吸收，可以考虑猪肝和鸭肝等进行烹调食用。

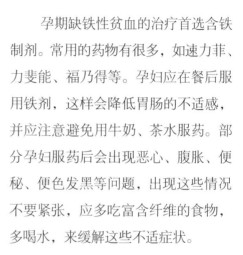

第6章 怀孕6个月

常大夫问答

Q&A

Q 如何化验孕期糖尿病?

A 建议所有孕妇在怀孕 24 ~ 28 周时进行糖尿病筛查。孕期筛查糖尿病的方法不复杂,口服 75 克葡萄糖水,采集空腹、喝糖水后 1 小时、2 小时的血液进行化验,最低标准为空腹 5.1 mmol/L、餐后 1 小时 10 mmol/L、餐后 2 小时 8.5mmol/L,任何一项大于等于这个指标就诊断为孕期糖尿病。由于指血快速检查指标没有静脉血精确,所有检查需取静脉血,一旦确诊需严格控制饮食,以保证血糖水平正常,在自我调整后如果血糖结果仍然异常,则需要入院指导血糖控制。

通常孕期仅筛查一次糖尿病,个别人会在孕晚期表现为血糖异常。怀疑孕晚期糖尿病的特征包括:孕晚期尿糖指标较高,胎儿巨大,羊水过多,孕妇体重增加过度,怀疑有孕晚期糖尿病时可再次喝糖水试验。无论孕期何时诊断为糖尿病,都应按要求严格控制血糖，以减少母儿并发症的发生。

　　孕期出现血糖异常，控制血糖在正常范围内，和母儿近远期的健康关系非常大。如果孕期血糖控制不利，导致巨大儿分娩，将来孩子就有可能发生高血糖、高血压和过于肥胖等情况。如果孕妇发生早产情况，则要面临新生儿感染和智力发育等问题。就孕妇本身而言，如果孕期血糖控制不好，产后发展成糖尿病病人的几率会大大增加或中老年时糖尿病发病的时间提前。

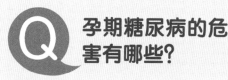

孕期糖尿病的危害有哪些？

　　控制体重和监测血糖是预防孕期糖尿病必需的功课。孕期糖尿病对母儿均有严重影响，比如胎儿会出现先天畸形、胎死宫内、新生儿死亡、巨大儿、新生儿呼吸窘迫综合征、新生儿低血糖、新生儿黄疸、低钙血症、肩难产、剖宫产等问题，孕妇也会出现例如高血压及子痫、产道严重创伤、产后出血与感染或手术伤口延期愈合等症状。孕期血糖过高导致羊水过多胎膜早破诱发早产、胎肺发育滞后新生儿入住重症病房机会增加，巨大儿剖宫产增加，如果孕期血糖控制不佳，长远考虑母亲产后发生糖尿病、心脏病的几率都将增加。孕期控制血糖事关母儿近期及远期生活质量。

　　建议所有孕妇进行糖尿病筛查，时间是在孕24～28周。通常孕期筛查一次即可，但是如果孕晚期有体重增加过多或有羊水过多等因素，医生可能会建议再次筛查血糖水平。

Q 血糖控制不好怎么办?

A 孕期血糖升高的现象越来越普遍,与营养过剩、孕期活动不足有很大关系。发现血糖异常饮食控制加运动是治疗的基础,必要时请营养师帮助制定食谱和运动指导,如果经过饮食调整加锻炼干预,血糖仍然异常,可能就需要使用胰岛素来控制血糖了。

Q 四维超声检查必须做吗?

A 超声检查分为二维、三维、四维。

二维超声仅仅是黑白界面,无法观察血流信号,目前已经很少使用。

三维超声是临床应用最多的检查手段。三维超声检查非常重要,主要用来筛查胎儿的畸形问题,一般情况下,医生会建议孕妇在怀孕22～24周接受该项检查。用三维超声检查胎儿是否畸形,需要经特殊培训的医生才能完成。因为涉及对胎儿疾病的宫内诊断问题,所以三维超声检查对超声操作人员的要求较高。

四维超声则不然,只要熟悉机器操作,有充分时间找到胎儿面部影像、胎儿相应器官的图像,就算完成了检查内容。四维超声并不是筛畸超声,这种检查在国外又叫亲子B超。它的工作原理是把胎儿在子宫内形态还原

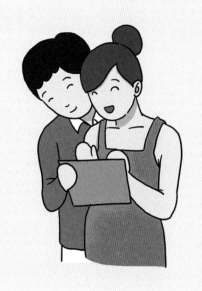

成非专业人士也能看懂的影像，可以拉近准父母与胎儿之间的距离。因此是否进行四维超声检查要由准爸爸和准妈妈决定。

能够进行三维超声操作的医生一定能做四维超声，反之则不成立。对孕妇而言，检查了三维超声可以不做四维，但是四维超声不能代替三维超声的检查过程。

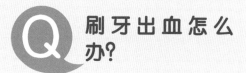

会加重出血。建议增加刷牙的频率，出血明显需就诊口腔科。

Q 刷牙出血怎么办?

A 孕期由于齿龈增生充血，牙刷刺激后非常容易出血，再者孕妇摄入甜食，进餐频率增加，增加了食物残渣在口腔中停留时间，无形中增加了口腔中细菌的含量，

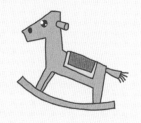

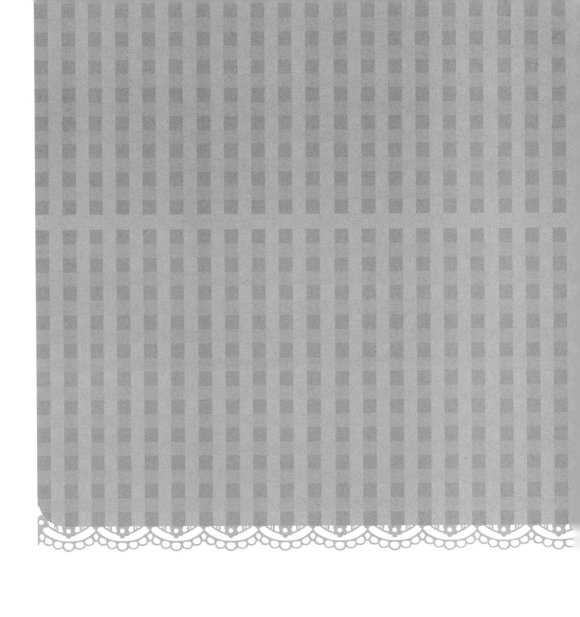

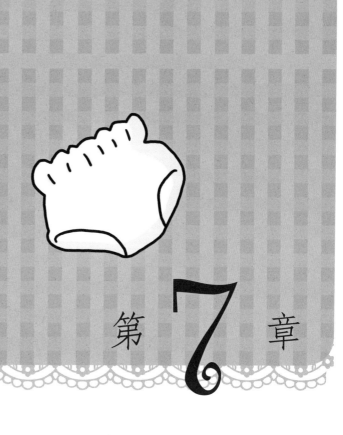

第 **7** 章

怀孕 7 个月

28 周

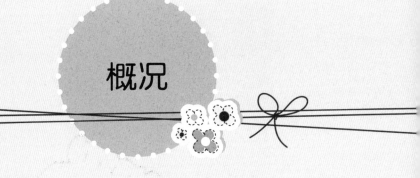

概况

此时期孕妇的肚子越来越明显，平卧时会有气短的感觉，这是胎儿压迫下腔静脉，影响血液回流所致。

如今前置胎盘的孕妇越来越多，因此怀孕 28 周要注意检查胎盘的位置。怀孕 28 周之前，随着孕周增加，胎盘会逐渐向上移动的，如果孕早期胎盘低并不代表孕晚期也低。怀孕 28 周以后才开始诊断前置胎盘，之前不诊断前置胎盘。

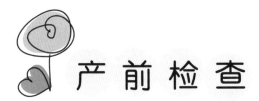

产前检查

检查血常规、尿常规。测量血压、体重。

B 超筛畸。

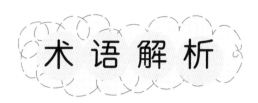

术语解析

1. 前置胎盘

正常妊娠时胎盘附着于子宫体部的前壁、后壁或者侧壁。妊娠 28 周后，若胎盘附着于子宫下段、下缘达到或覆盖宫颈内口小于 7cm，位置低于胎先露部，称为前置胎盘。

离内口越近，前置胎盘的程度越重。根据胎盘下缘与宫颈内口的关系，将前置胎盘分为 3 类：完全性前置胎盘（或称中央性前置胎盘）、部分性前置胎盘和边缘性前置胎盘。

2. 胎心监护

胎儿心率受交感神经和副交感神经调节，通过信号描记瞬间的胎心变化所形成的监护图形，叫胎心监护。通过胎心监护可以了解胎动时、宫缩时胎心的反应，以推测宫内胎儿是否缺氧。正常妊娠从怀孕第 36 ～ 37 周开始可以每周做一次胎心监护，如有并发症，可以从怀孕第 28 ～ 30 周开始做。胎儿正常的心率波动在 110 次 / 分 ～ 160 次 / 分之间。

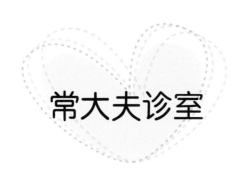

常大夫诊室

有所增加，但是如果在短时间内增加很多，要考虑早产或阴道炎症所致。阴道炎症除了有分泌物增加外，还会阴部瘙痒、有异味，而有早产症状的孕妇通常会伴有小腹下坠感，分泌物中可能混杂有血迹。无论何种原因所致，均应前往医院就诊检查。

获得准公民资格

产科学规定怀孕满 37 周后出生的新生儿叫做足月儿，28 ~ 36 周之间出生的婴儿叫做早产儿，28 周之前结束妊娠的过程叫做流产，早产儿常常获得医学干预，随着早产儿救治技术及药物的进步，越来越多 28 周前出生的婴儿也存活下来。无论出生孕周如何，只要能够存活下来，都能获得生存的机会。

阴道炎

怀孕女性阴道分泌物会比孕前

筛查阴道炎症

怀孕后，准妈妈的阴道内分泌物与非孕期相比会明显增多，使阴道内原有的环境发生了改变。由于胎盘分泌大量的孕激素，导致阴道 PH 值发生改变，容易出现阴道菌群失衡。通常情况下，阴道内存在着有益菌乳酸杆菌和条件致病菌，后者在前者的制约下不会对人体造成伤害，但当阴道环境出现变化，乳酸杆菌数量减少时，条件致病菌就有可能出来"兴风作浪"，从而引起阴道炎。因此，很多时候，准妈妈患阴道炎，仅仅是因为生理状况发生了改变。一般来说，有 3 种阴道炎在孕期比较常见，它们是霉菌性阴道炎、滴虫性阴道炎和细菌性阴道病。

霉菌性阴道炎

霉菌性阴道炎是孕期最常见的阴道炎症。因为女性怀孕后性激素水平高，阴道上皮中糖原含量增加，加上阴道充血、分泌旺盛、外阴湿润等因素，所以创造了一个非常有利于霉菌生长的环境。

这种阴道炎的症状表现为白带增多、稠厚，呈白色豆腐渣状或凝乳样。外阴和阴道瘙痒、灼痛，个别患者可以出现排尿时疼痛，伴有尿急、尿频。

孕期任何时候诊断为霉菌感染都需要治疗，长时间存在霉菌感染可以导致胎膜早破诱发早产；如果产前感染没有获得有效治疗，分娩时还可能引起胎儿感染。目前市场上可以买到孕妇使用安全且有效的抗霉菌药物，但一定要在医生指导下进行治疗。

患病后应注意事项

1.霉菌对干燥、紫外线以及化学

制剂的抵抗力较强，但却惧怕高温。所以，患病期间每天换下的内裤最好用开水洗烫一下并晾晒在通风干燥处，即使不发病也不要将内裤晾晒在卫生间。

2.如果孕期反复感染，丈夫也需要到医院做相应检查，如果存在感染也应进行治疗。

3.孕期本身由于胎盘激素对胰岛素的拮抗作用，加之处于代谢特异时期，很容易合并糖尿病。一旦合并糖尿病，阴道的糖原含量就会更高，孕妇本身的抵抗力也会降低，更易出现霉菌感染。所以霉菌感染的孕妇要适当控制饮食限制甜食的摄入，加强锻炼，保持正常的血糖水平。

滴虫性阴道炎

滴虫主要寄生于泌尿生殖系统，由于怀孕妇女抵抗力下降，也可由直接或间接方式获得感染，滴虫性阴道炎也是孕期常见的阴道炎症。

主要病症表现为白带增多，呈黄

绿色或灰黄色，有臭味，外阴瘙痒、灼热、疼痛。炎症侵及尿道可出现尿频、尿急、尿痛甚至尿血。

一旦明确诊断为滴虫性阴道炎，孕妇就应进行治疗，同时丈夫也需要治疗。目前已经证实孕期使用甲硝唑治疗滴虫感染是安全的，对胎儿不会造成不良影响。

患病后应注意事项

1. 滴虫感染的直接途径就是性生活传播。所以，妻子患有滴虫性阴道炎时，丈夫也应接受治疗。同时，生活中，要避免与家人共用毛巾、浴盆、坐厕，内衣不要一起洗。

2. 为避免重复感染，对毛巾、内衣应进行煮沸消毒 5 ～ 10 分钟。

3. 治疗期间应避免性生活。

4. 事实上，滴虫在男性泌尿生殖系统寄生较多，但有时可以无任何症状仅是带菌状态，在性生活时可以传染给女方。所以女性诊断为滴虫感染时男方也要同时治疗，以防日后再度交叉感染。

细菌性阴道病

细菌性阴道病实际上是寄生在阴道内的正常菌群失去平衡引起的阴道感染性疾病。

它的主要表现症状为白带增多，均匀黄色有胺臭味（像臭鸡蛋的味道），伴有外阴瘙痒或烧灼感。

孕期患细菌性阴道病，如果细菌沿子宫颈上行，可能会导致胎膜早破，从而造成早产。产后可以导致子宫内膜炎影响子宫收缩，恶露排出时间延迟。医生会在孕晚期对所有孕妇进行筛查，一旦诊断应采取治疗措施，治疗药物也是甲硝唑。

日常生活中的注意事项

1. 注意个人卫生，内裤每日清洗。

2. 在孕妇患有炎症期间，应禁止性生活。

孕妇起床的适宜体位

孕中晚期随着孕周增加腹壁越来越膨隆，不建议孕妇直接由仰卧位起床，而是先转成侧卧位用肘部支撑上身然后再坐起来，如果有家人协助支撑上身可以从仰卧位直接起床。

耻骨联合分离与生产

孕晚期耻骨部位疼痛多与耻骨分离有关，特点为变换体位或行走时疼痛明显，胎头入盆后可能疼痛会进一步加重。正常孕妇随着孕周增加耻骨会有生理性分离，以利于胎儿通过产道，如果产前或生产过程中过度分离就属于病理状况，X 线或超声检查可以帮助诊断。如果临产前耻骨已经发生分离，选择生产方式时应该慎重。因为生产过程中的用力、胎儿通过产道的过程有可能使病情进一步加重，产前很难评估病情的变化情况。如果

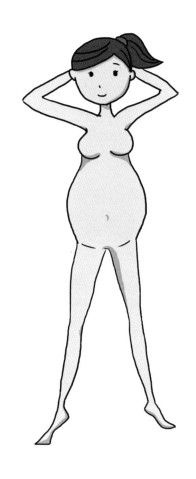

选择阴道试产，作为孕妇本人和家属都应做好产后卧床休养的心理准备（需要卧床 1 ~ 2 个月）。

常大夫问答

Q 骨盆测量有用吗?

A 在国外通常不进行骨盆测量,国内目前仍建议产前进行骨盆测量。通常在孕晚期进行,测量的数值仅供参考。重要的是医生要根据骨盆大小、胎儿大小、产妇情况综合考虑给予生产的建议。

Q 小腿长出了很多"小蚯蚓",怎么办?

A 很多孕妇孕中晚期长出了青色的"小蚯蚓",这是由于孕期盆腔压力升高,下肢静脉血回流受阻所致,与孕期增重过多、胎儿过大、自身血管发育异常有关，诊断名词为下肢静脉曲张，产后多能自行恢复。如果孕期血管怒张明显，可穿预防静脉曲张的袜子，夜里睡眠时可在下肢放一个软枕头帮助血液循环。

 平卧为何喘不上气？

妊娠女性随着孕周增加，胎儿及羊水量逐渐增加，增大的子宫占据腹腔内，体积越来越大，平卧时子宫压迫腹腔正中的下腔静脉导致血流回流受阻，心脏没有足够的血液泵出到外周血液循环系统中，没有足够的肺循环，从而导致换气不定，表现为气短、面色苍白，甚至血压下降，也叫仰卧位综合征，改变体位解除压迫后，症状就会自行缓解。

 孕期皮肤痒怎么办？

孕期腹部皮肤瘙痒是常见临床主诉，一方面由于孕期胎儿摄取母体营养导致皮肤干燥粗糙。另一方面源于妊娠痒疹，后者目前原因不清，还有一种少见的情况为肝内胆汁淤积综合征，这种情况虽然少见但对胎儿危害较大，化验血中胆汁酸水平可获得诊断。对常见的皮肤干燥和痒疹可外用炉甘石洗剂或请皮肤科医生帮助治疗。

Q 胎盘位置可以变化吗?

A 胎盘形成后其位置随着孕周不断增加而出现相对移动，总的趋势是不断上移的，除非胎盘已经种植到子宫肌肉中，后壁附着的胎盘上移较快，平均每周上移2mm，而前壁仅上移1.6mm。只有胎盘附着位置低时，才可看到胎盘的相对移动，这主要是由于子宫下段在孕晚期不断拉长的结果，位于宫底部位的胎盘，位置不会变化。

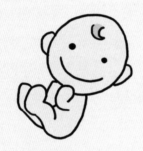
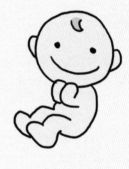
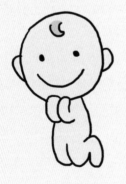
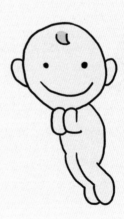

Q 意外跌倒怎么办?

A
孕妇跌倒或遭遇碰撞等意外后，母儿都将面临风险。由于怀孕后孕妇身体行动不便，反应差，受伤程度常比非孕期严重，受伤后可能出现局部的疼痛、肿胀、出血、骨折等问题。胎儿面临的危险主要有胎盘早剥及早产，针对胎儿面临的危险需要 B 超和胎心监护检查，而对胎盘状况的观察应持续至外伤后 24 小时，胎儿由于有羊水保护，如果经超声 24 小时内动态检查证实胎儿安好，那就应该没有太大的问题了。

Q 我的小孩为什么只有一根脐动脉?

A
正常脐带结构中包含两条动脉、一条静脉，如果仅有一条动脉属于胎儿先天发育异常。单纯单脐动脉不妨碍胎儿生长发育、不干预生产方式，但是应注意检查胎儿心脏及肾脏是否存在异常。发现胎儿心脏结构异常，需要产前咨询小儿心脏外科医生，明确治疗方案及预后。胎儿肾脏异常同样要咨询小儿泌尿外科医生。

检查胎儿心脏的最佳时间为孕 6 个月，肾脏检查在孕晚期 28 周后。

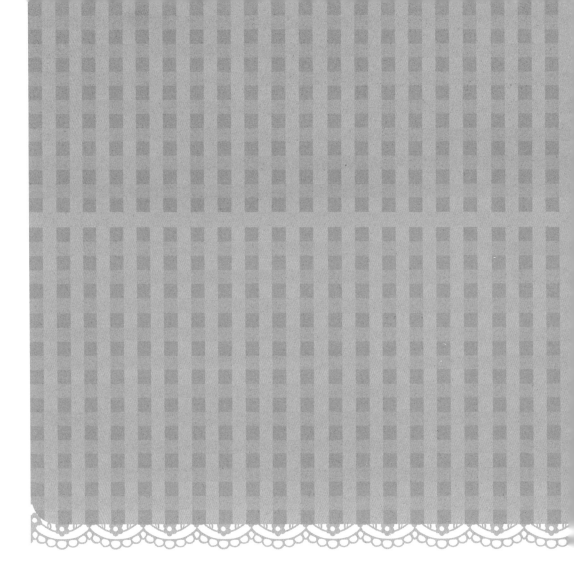

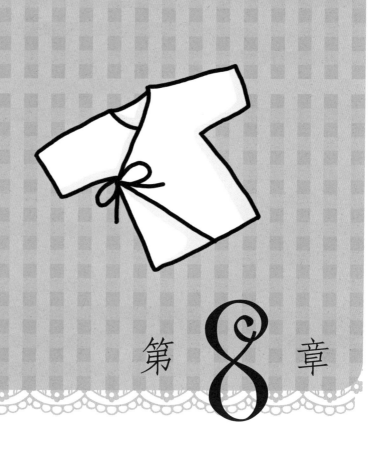

第 8 章

怀孕 8 个月

32 周

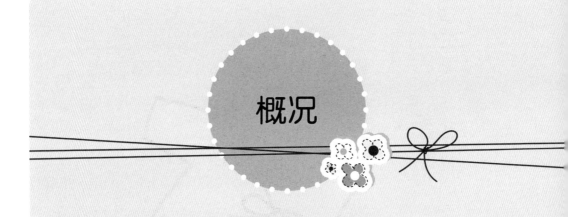

概况

进入第 8 个月，子宫增大到肋骨和胸骨的位置，孕妇会感觉肚子很大，走路也觉得很累。此时期要接受再次筛畸，对胎儿从头到脚检查，包括：胎儿生长发育情况、羊水量、胎位、胎盘位置。而泌尿性畸形包括肾盂扩张、多囊肾、肾脏包块等。对于早产高危者，超声还要测量宫颈长度、形状或取阴道分泌物检查 fFN（胎儿纤维粘连蛋白）。

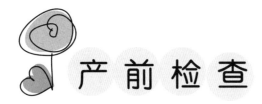

产前检查

血常规、尿常规。胎儿 B 超检查。

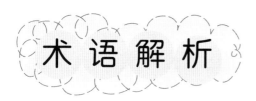

术语解析

1. 胎膜早破

宫缩出现前发生胎膜破裂，称为胎膜早破。未足月胎膜早破指在妊娠 28 周以后未满 37 周发生的胎膜破裂。妊娠满 37 周后的胎膜早破发生率 10%；妊娠不满 37 周的胎膜早破发生率 2.0% ~ 3.5%。

2. 胎盘

胎盘位置是说明胎盘在子宫壁的位置。胎盘的正常厚度应在 2.5 ~ 5cm。分为 Ⅲ 级，Ⅰ 级为胎盘成熟的早期阶段，回声均匀，在孕 30 ~ 32 周可见到此种变化。Ⅱ 级表示胎盘接近成熟。Ⅲ 级提示胎盘已经成熟。越接近足月，胎盘越成熟。

3. 胎位

胎位是指胎儿先露的指定部位与母体骨盆前、后、左、右的关系，正常胎位多为枕前位。妊娠 32 周后经产前检查，发现臀位、横位等称为胎位不正，其中以臀位为常见。胎位不正如果得不到纠正，分娩时可造成难产或无法顺产。

这种情况补钙没有作用。

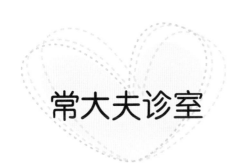

常大夫诊室

腰酸背痛明显

孕期出现腰痛、坐骨神经痛多与腰部基础病有关，也与孕期增重过多、行走姿势不正确有关，与胎盘着床子宫位置无关。尤其孕晚期出现腰酸背痛是很普遍的现象，这与孕妇特殊的走路姿态有关，孕期随着腹部增大，必须采取上身稍向后倾的姿势才能保持身体平衡，这种姿势会导致背部肌肉劳损，因此常出现腰背酸痛的主诉，

矫正胎位体操

胎儿在子宫内的位置俗称胎位。初次怀孕的孕妇胎位的固定时间约在28～32周，经产妇、腹壁松弛、羊水较多的孕妇，胎位固定的时间相对要晚一些。孕晚期头位为正常胎位，随着孕周增加，臀位自然变成头位的机会下降，但不是零。不能肯定地说胎儿在32周以后的臀位会一直持续到足月，很多孕妇怀孕8个月是臀位，到临近预产期又自动转为头位。由此可见，胎儿会给我们很多惊喜，孕妈妈们需要耐心等待其自然变化。

孕7个月后发现胎位异常可以通过膝胸卧位体操来矫正胎位。需要注意的是，孕妇的情况各有不同，是

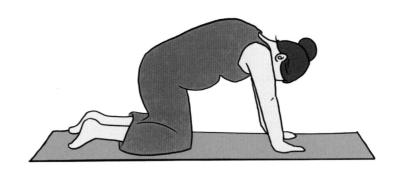

否适合做这种体操，要听从产检医生的建议。纠正臀位体操的最佳孕周为28 ～ 32 周，经产妇腹壁松，稍晚孕周也可以做。做膝胸卧位体操需要产科医师的指导，例如孕妇是否可以做操、如何做、何时停止做操以及做操期间的注意事项等。矫正操何时需要停止临床上没有明确规定，如果孕 36 周后做操无效需考虑手术生产。

在古代中国没有西医，一切病痛要靠中医解决，在矫正胎儿胎位时，有时可使用艾蒿灸至阴穴提高转胎的成功率。随着孕周增加，胎儿体积增大，羊水量逐渐下降，孕妇行动不便，所以矫正的难度也会增加。

孕期蛋白尿

对于怀孕女性而言，医生最担心出现的几个问题是高血压、尿蛋白、血糖异常以及尿路感染。血压和尿蛋白与妊娠高血压综合征、糖尿病有关，这也是孕妇的常见病。

孕期出现尿蛋白，最容易联系到的疾病是妊娠高血压综合征，表现

为高血压、蛋白尿。通常疾病的发展规律为先有高血压，然后蛋白尿，常常会伴有水肿。所以孕期间隔数小时后测量血压，两次结果均大于 140 ／ 90mmHg 可以诊断为妊娠高血压综合征。发现妊娠高血压综合征后应检查尿蛋白是否阳性，同时应定期抽血化验血常规、肝肾功能、凝血功能，具体需要采取何种治疗方案、是否需要住院治疗要由医生做出判断。无论何种治疗策略，孕妇本人需充分休息，身心放松非常重要。如果血压不高单纯尿蛋白阳性，需要再次复查尿化验。留取尿样时需要清洗外阴留取中段尿，避免阴道分泌物污染尿样，否则会出现假性结果。

胎儿运动的基本规律

孕妇初次感觉胎动的时间应该在孕后 4 个半月前后，经产妇感觉胎动时间会早一些。胎儿睡眠通常睡一个小时醒一个小时，胎儿活动最明显的时刻常在餐后及晚上临睡前。

孕中期记录胎动的意义不大，也

很难说有规律可循，随着胎儿逐渐成熟活动会表现出规律，因此孕晚期医生才会要求孕妇自我监测胎动。孕晚期胎动始终有其自身规律，没有剧烈的波动就可以判断胎动良好；严格的胎动计数通常建议在三餐后和睡觉前的时间，在这四个时段内各计数1小时，看胎儿在1小时内的胎动次数，判断结果为1小时内动5次以上或3小时胎动数之和乘以4大于30，就是正常的。

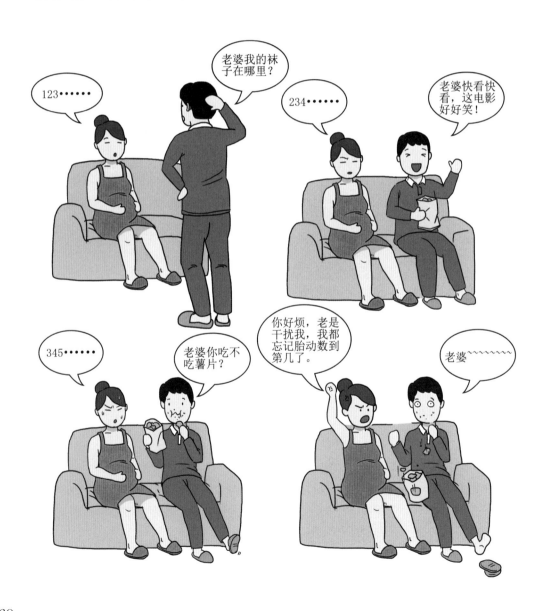

早产的表现

孕 37 周前出现宫缩并伴有宫颈的变化，临床上诊断为早产。

早产的表现之一：孕足月前出现轻微腹泻应警惕早产先兆。表现为小腹隐痛，一日内解手次数增加，但是没有水样便，如果出现这种情况应及时就医。检查 B 超看宫颈长度及形状，还可以做 fFN（胎儿纤维粘连蛋白）化验帮助诊断，也可以做胎心监护，明确是否有宫缩出现，如有早产迹象，早期干预效果较好。

早产的表现之二：怀孕女性阴道分泌物会比孕前有所增加，但是如果在短时间内增加很多，要考虑早产或阴道炎症所致。早产的孕妇会伴有小腹下坠感、分泌物中可能混杂有血迹，出现这些表现应前往医院检查确诊。

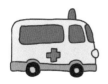

早产的干预

判断是否有早产的可能，需进行阴道分泌物胎儿纤维粘连蛋白（fFN）检查和 B 超检查。

进行早产预测的 fFN 检查，适合孕周为 24 ~ 36 周。如果 fFN 检查结果为阴性，则 3 周内生产的可能性小于 98%。

进行 B 超检查时主要看宫颈长度与形状。孕期宫颈长度和形状的改变常常与早产有关，初产妇的宫颈应该在 3cm 以上，同时宫颈应为关闭的状态。检查宫颈长度和形状时，经阴道或会阴检查的结果可信度最高，不建议做腹部超声判断宫颈的情况，因为腹部 B 超检查结果误差较大。如果经检查初产妇宫颈长度小于 3cm，这说明还是有早产的风险，建议休息，定期复查前述两项指标。

任何一种检查结果如存在问题，就需要医生的干预。不要担心使用药物的副作用，如果不用药物干预，早产对胎儿危害更大。

医院对孕妇早产的情况处理，会根据发生孕周不同而处理方法不同。孕 34 周前出现早产，胎儿肺还没有发育成熟，需要使用激素促肺成熟，促肺过程需要 2 天，为保证促肺完成要使用宫缩抑制剂。孕 34 周后出现宫缩，不用促肺也无需抑制宫缩，但应转入能够护理早产儿的医院分娩。

出现肾盂扩张或肾盂积液属于异常现象，与胎儿泌尿道畸形及胎儿染色体异常有关。根据肾盂扩张程度以及是否存在其他胎儿异常情况需要定期随诊肾盂变化，包括生后还要检查双肾的超声；胎儿出生前向小儿泌尿外科医生咨询随诊计划及可能的治疗方案预后，个别孕妇还需要进行产前咨询。如果双侧肾盂都增宽，应前往产前诊断机构进行产前咨询。

胎儿肾盂扩张

肾盂是肾脏的一部分，是圆锥形的囊状物，下端与输尿管相连。胎儿

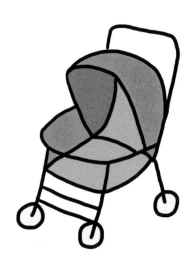

常大夫问答

Q 小腿抽筋什么原因?

A 怀孕后容易出现钙元素或铁元素缺乏等情况。其原因是胎儿生长发育需要大量的钙和铁元素。产科医生通常会建议孕妇多摄入含钙和铁丰富的食物来满足孕妇和胎儿的需要。当孕妇钙元素不足时会出现肌肉敏感性升高,表现为小腿肌肉抽搐俗称抽筋,如果出现这种现象表明缺乏钙元素,孕妇需要及时补充钙元素。何时添加钙剂没有明文规定,目前的共识为:建议孕妇添加孕期多维元素片。如果由于个人饮食嗜好或胃肠不耐受等原因,无法摄取食物(如蛋或奶等)中的钙元素,可以考虑添加钙剂,同时还要接受日晒,促进身体生成维生素 D 以协助钙的吸收。通常情况下,孕妇会在服药一个月左右看到效果,如果服用钙剂后,一定时间内还有症状,需要去内分泌科看医生。

Q 胎儿为何在子宫里打嗝?

A 胎儿在子宫内吞咽动作很频繁,子宫内羊水循环主要靠胎儿吞咽羊水来完成的,如果吞咽羊水过快就可能使腹肌痉挛从而出现"打嗝"现象。

Q 便秘怎么办?

A 孕期便秘非常常见,这是因为孕妇的饮食太精细、孕期的活动相对减少所致。同时随着胎儿增大,对肠管会产生压迫,妨碍肠蠕动,这些都是便秘产生的原因。加之孕期口服维生素中含有钙和铁,这两种元素也会引起便秘。预防方法为吃富含纤维素多的蔬菜水果,如芹菜、韭菜、香蕉、南瓜、红薯、山药等,同时要适时喝水。避免口渴还可以喝酸奶,酸奶中含有很多益生菌或是乳酸杆菌,它对改善肠道菌群减少肠胀气,促进肠蠕动有一定好处,但要注意的是如果体质弱,胃肠不能耐受凉的食物,应避免立即食用从冰箱中取出的酸奶。因酸奶中含有活菌群,应避免与过热食物一起吃,也不能把酸奶加热后再吃。

晨起喝一杯蜂蜜水对缓解便秘也很有帮助,但是有孕期糖尿病的孕妇不能采用此法,因其可引起血糖升高,影响胎儿发育。如果饮食疗法对孕妇的便秘没有效果，就要使用药物治疗，使用药物治疗是不得已而为之的下策。在药物使用时应以口服为主，不提倡肛门用药。因肛门用药会引起直肠剧烈收缩，诱发宫缩。可以考虑的药物非常局限：膳食纤维（也可以认为是保健食品）、益生菌、润肠油（可以口服 1 ~ 2 汤匙香油替代）、杜秘克、艾者思（Agiolax，国内无药，效果好）。

在为便秘孕妇做饭时，不能苛求精细，要多考虑粗粮的搭配。糙米、各种豆类、普通面粉都是首选，尽量避免精米、精制面粉。炒菜时不要切得太短，尽量保持原有纤维的长度，烹制时间不能过长。可以在家里制作鲜榨果汁、蔬菜沙拉，或者制作餐馆中经常吃的"大丰收"，这些对肠蠕动都有帮助。

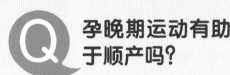

Q 孕晚期运动有助于顺产吗？

A 进入孕晚期进行适量运动不但有利于胎先露入盆，还有利于增加孕妇的体能，为生产做好准备。建议所有孕妇进入 36 周开始运动锻炼，如行走、下蹲运动等。

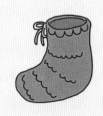

Q 向左卧位无法入睡怎么办？

A 怀孕后增大子宫受到盆腔左侧乙状结肠的衬垫，会发生子宫右旋 10 ~ 15 度。孕妇睡觉时左侧卧位可以调整子宫右旋角度，减轻血液进入子宫的阻力，有利于子宫内血液循环，因此建议怀孕妈妈采取左侧睡姿最佳。如果左侧卧位已经疲劳，可以采取半卧位，但不建议右侧卧位，因为那会加重子宫右旋的角度。

Q 走路时肚子发紧是要生产吗？

A 孕晚期肚子发紧或小腹痛，表示已经开始假性宫缩，假性宫缩力量较弱，但是也有帮助胎头入盆的作用，为以后的生产做准备。胎儿进入 37 周才成熟，胎儿娩出是一个漫长的过程，在真正宫缩出现前，子宫肌肉要不断收缩放松，越到孕晚期这种收缩的频率越密集，这样才能保证临产时出现有效的宫缩。孕晚期仅有肚子紧绷感，而痛感较轻，不能认定为宫缩。但是这种感觉频繁发生，尤其是在休息或睡眠状态下也出现，预示着可能即将临产。

临近预产期很多孕妇都想知道何时能分娩，尤其是过了预产期的人更是纠结怎么还不发生阵痛。其实何时会发生阵痛你的身体反应会给你答案，如果你出现了肚子紧绷感明显、来月经样感觉、阴道分泌物增加、见红或夜里时有疼痛等症状发生时，就要准备好待产包该去医院了。

贫血治疗后为什么还有气短?

孕期出现气短最常见的原因为贫血，如果贫血治愈

了还有气短的现象要重点检查孕妇的心肺功能，以及日常生活中的体位，如果心肺功能未见异常，考虑与胎儿压迫下腔静脉有关，尤其孕晚期不宜平卧，睡眠时采取左侧卧位、半卧位对缓解气短会有帮助。

 羊水过多怎么办?

羊水主要来源于胎儿尿液，经胎儿吞咽后再排出。

评价羊水过多主要依靠B超检查。第一个指标是羊水深度（AFD），即单一象限羊水深度最大测量值，如果大于8cm为羊水过多。第二个指标为羊水指数（AFI），即四个象限羊水深度之和，如果大于25cm判断为羊水过多。在诊断羊水过多时AFI比AFD更敏感。

通常孕晚期会关注羊水量多少，孕早中期仅查看羊水深度。

孕期出现羊水过多应排除胎儿畸形问题。这主要与胎儿神经管畸形、消化道和泌尿道畸形有关。影响羊水代谢的因素较多，除胎儿畸形外还与孕妇糖尿病、胎儿肺发育异常，以及其他不明原因等因素有关。出现羊水过多应做进一步的超声检查，重点查看前述的几个器官，如存在其他异常，则需要进行遗传咨询。

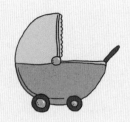

Q 烧心是什么原因?

A 孕期增大的子宫压迫胃部,加之胃液分泌增多,孕激素又使肌肉松弛,进餐后胃液可以反流到食管,出现烧心的感觉。如果吃饭后立刻平卧,烧心症状就会更明显,因此孕晚期进餐后不宜平卧。

Q 孕晚期腿肿得厉害怎么办?

下腔静脉,妨碍血液回流有关,也可能是低蛋白血症、孕高征的表现,如果单纯下肢肿胀,建议坐位或卧位时把小腿适当抬高,会减轻水肿。

A 孕晚期小腿肿胀的最主要原因与增大子宫压迫

孕晚期怎么吃?

孕晚期的餐食没有特殊
限制, 少食多餐避免过于

精细的食物是根本。孕晚期是胎儿
体重飞速增长期, 如果不注意进餐
热量控制, 可能增加难产和剖宫产
的发生率。

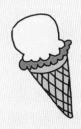

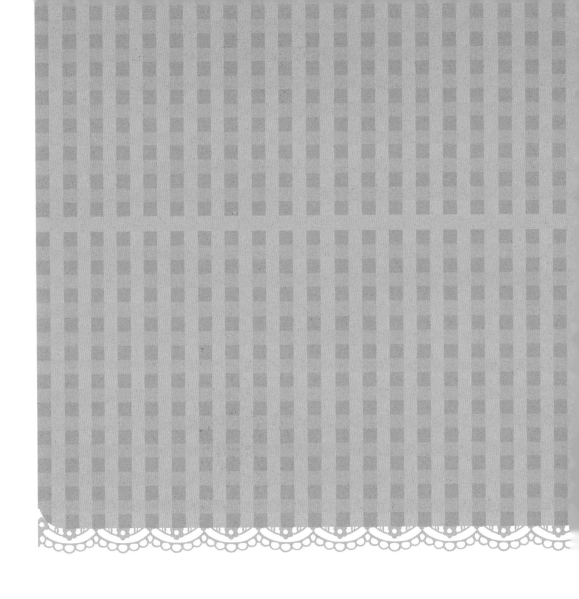

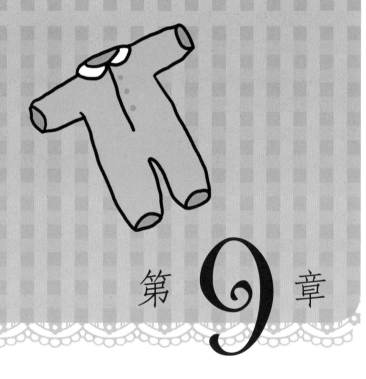

第 **9** 章

怀孕 9 个月

36 周

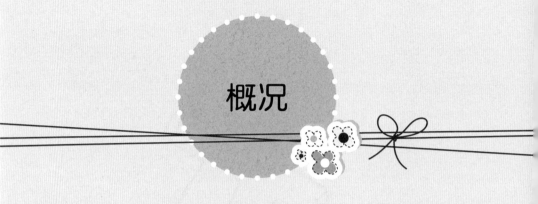

概况

怀孕 9 个月会感觉胎动比第 8 个月少了，不过力度却增加了。孕妇会感觉好像肋骨被踢、骨盆受到撞击。有些孕妇还会感觉全身酸痛。另外，胎儿的头部压迫骨盆的神经和血管，可能会造成大腿根处疼痛。建议孕妇要坚持身体活动，每天坚持步行，有利于将来的顺利分娩。进入这个阶段孕妇需要计数胎动，每天早、中、晚各计数 1 个小时，每小时的胎动数乘以 4 大于 30 次就没问题了。此外，还要做 B 超检查胎儿大小、羊水情况、胎盘位置、脐带缠绕、脐带血流的阻力情况等。

 产前检查

尿常规；
测量血压、体重；
胎心监护。

备查项目

1 妊娠 35 ~ 37 周 B 族链球菌筛查（GBS）：取肛周与阴道口下 1/3 处分泌物培养。

2 妊娠 32 ~ 34 周肝功能、血清胆汁酸检测（妊娠期肝内胆汁淤积综合征高发地区的孕妇为检测重点）。

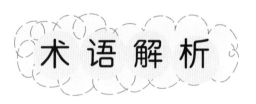

1. 脐带

正常情况下，脐带应漂浮在羊水中，如在胎儿颈部见到脐带影像，可能为脐带绕颈。

2. 脐带缠绕

脐带围绕胎儿颈部、四肢或躯干，称为脐带缠绕。90% 为脐带绕颈，以绕颈 1 周者居多，占分娩总数的 20% 左右。发生原因与脐带过长、胎儿小、羊水过多及胎动频繁等有关。脐带绕颈对胎儿影响与脐带缠绕松紧、缠绕周数及脐带长短有关。

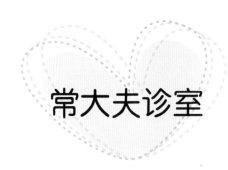

常大夫诊室

评估能否顺产

怀胎十月，一朝分娩，主要的功课就在分娩这数小时。如何顺利度过分娩的关口，这需要孕妇了解必要的分娩知识。产妇沉着、冷静地应对生产，是保证母儿安全的前提。

决定分娩有四个因素：产妇的产力、产道、精神因素和胎儿。顺产成功的前提是产力好，胎儿与骨盆、产道相匹配。决定能否顺产需要辩证法的原理，医学上也没有绝对的指标来判断产妇能否顺产。常说漏斗骨盆不能顺产，但是如果胎儿体重较轻，也有顺产的机会，这也就是为什么要在37周前后需要有经验的医生为孕妇做分娩计划。

胎儿大是目前剖宫产最主要的原因，营养过剩、富贵病不单单是成人病，也给胎儿带来麻烦。精神因素也很重要，要看产妇是否有决心完成分娩，这是对产妇体力、耐力和意志的考验。

决定生产要素	性质	改善方法	涉及内容
产力	可变因素	运动 呼吸练习	宫缩力量 腹肌，肛提肌
产道	不可变	无法改善 遗传决定	骨产道 软产道
胎儿	可变因素	避免巨大儿 避免多胎	胎儿大小，胎儿数目，胎位
精神因素	可变因素	学习分娩知识	阅读科普书，参加孕妇学校

建议孕妇孕期要坚持运动、均衡营养、合理增长体重。保证有一个好的体力，同时参加孕妇教育课程，对生产的过程、产痛有充分的心理准备，树立战胜疼痛的勇气和信心。

胎动的基本规律与计数方法

胎动是指胎儿在子宫内的活动，包括频率、强度、活动规律及持续时间。胎动的个体差异极大，即使是经产妇每次怀孕的胎动也不尽相同。至于胎动的好坏，孕妇本人最有说服力，从初次感到胎动到胎儿出生，胎儿活动的情况会逐渐形成规律，如果孕妇感觉胎儿活动与平素相同，没有剧烈的波动就可以判断胎动良好。胎儿胎动的一般规律为：孕 18 ～ 20 周孕妇可初次感到胎动；孕妇饥饿、进餐后、睡觉前胎动会明显一些；随着孕周增加胎动会呈现下降趋势。临床上用 12 小时胎动次数来评价胎儿安危。严格的胎动计数通常建议选在三餐后各计数胎动 1 小时，3 小时计数的胎动数

相加再乘以 4 获得的数值为 12 小时胎动数，如果大于 30，说明胎儿安全，小于 10 可能有危险，10 ～ 30 之间需要严密监测。

痔疮出来了

孕妇在孕期患便秘及痔疮等症状的几率较高。这与怀孕期间孕激素水平高、肠蠕动减慢、孕晚期胎儿及其附属成分压迫盆底有关。如果怀孕前就存在肛周疾病，那么在生产过程中向下用力助推胎儿的活动则更是加重了痔疮的病情。痔疮通常不会干扰生产方式的选择，严重的痔疮需要产前与外科医生进行沟通。

饮食调整是预防和治疗痔疮的基础，应多喝水、多吃粗纤维的蔬果，必要时口服帮助排便的药物。如果经过饮食调整和药物治疗后，还是经常有排便时出血的情况，甚至导致贫血的后果，就应该向外科或肛肠科医生寻求治疗方案和更有效的药物。

在治疗痔疮的同时，也应做好肛门局部的护理，避免病情进一步加

重。局部护理包括每次解手后用温水清洗、痔疮表面涂抹橄榄油或加热后放凉的香油，经常做收缩肛门的运动。如果发生严重出血或剧烈疼痛应到外科就诊，极少数人需要紧急手术治疗。

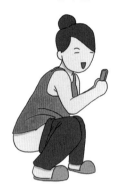

怀孕前

怀孕后
最可怕的就是出门上厕所

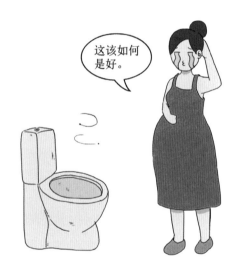

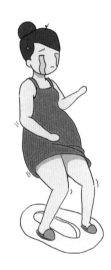

期出现乳房胀痛是最早孕育生命的信号，个别人在知道怀孕之前就可以出现，是身体对体内急骤升高的雌孕激素的反应。孕初期疼痛感会明显一些，是因为体内激素升高的速度极快，当

乳房护理方法

乳房护理贯穿于整个孕期。孕早

身体对激素升高适应后疼痛会逐渐减轻。所以，尽量减少对乳房的刺激。

随着孕周增加，乳房也会逐渐增大，要及时更换乳罩尺码。从孕36周开始，应适当按摩乳房，促进血液循环有利于产后泌乳。可以给乳头涂抹橄榄油，预防皲裂，便于新生儿吸吮。乳头凹陷者，孕36周后可向外提拉增加乳头长度。

乳头凹陷属于乳房先天发育异常，个别人与乳房手术有关。乳头凹陷会出现产后哺乳问题，严重者还会诱发急性乳腺炎。发现乳头凹陷的女性，建议怀孕前就自我矫正，坚持每日环绕乳头向外提拉乳头，如无法牵拉乳头，需找外科医师进行手术矫正。如果已经怀孕了，没来得及在孕前矫正乳头，建议从怀孕36周起使用乳头矫正器进行矫正。

皮肤瘙痒警惕肝内胆汁淤积综合征

孕中晚期出现皮肤瘙痒很常见，多为皮肤干燥或皮肤出现妊娠纹所

致，这种情况抹一些润肤产品会有所帮助。个别人皮肤还会有疹子出现，出现孕期瘙痒首先要化验血胆汁酸浓度，确定是否合并了肝内胆汁淤积综合征，如果胆汁酸高，对母儿均有严重影响。胆汁酸升高可以导致胎儿宫内窘迫和产后出血等问题，严重者还会出现肝功能异常、凝血障碍、生产过程中的胎儿窒息等情况。

一旦发生肝内胆汁淤积综合征，需要药物治疗并严密观察胎盘功能。血化验检查出现胆汁酸升高为特异性指标。临床上治疗胆汁酸升高的药物有思美泰和优思弗，改善肝功能的药物常用易善复。

诊断为肝内胆汁淤积综合征后要定期随诊胆汁酸和肝功能变化，监测胎盘功能，适时终止妊娠。因其有再现性特点，再次怀孕后仍需密切监测胆汁酸水平，如出现异常，需要对症治疗。

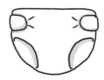

肝内胆汁淤积综合征的对策

妊娠合并胆汁酸升高可诊断为妊娠合并肝内胆汁淤积综合征。通常在孕中晚期发病，主要表现为皮肤瘙痒、胎盘功能低下，化验指标为胆汁酸和肝酶升高，凝血功能异常。发病具有地域性、遗传性、再现性的特点，目前没有有效的预防方法，因其有再现性特点，再次怀孕后需要密切监测胆汁酸水平，出现异常对症治疗，思美泰、优思弗都是可以使用的药物。由于其对母儿均有不利影响，如果病情轻可以试产，但产程中要严密监测胎心和羊水的变化。无论何种分娩方式都应防范产后出血。

孕期反复生殖器疱疹

生殖器疱疹是由疱疹病毒引起的一种感染，病变主要局限于口唇和外生殖器。一般认为在生殖器反复出现的疱疹是由 2 型疱疹病毒引起的，如果孕妇在孕晚期属于初发病例，不适合阴道分娩，因为疱疹病变的泡液中含有数亿个病毒分子，生产过程中水泡病变一旦破裂，病毒释放，会导致新生儿脑炎，尽管感染率很低，大概是 1% ~ 2%，但后果很严重。因此，在孕晚期如果发现有会阴部小的疼痛性溃疡，尤其是初发病例，要改为剖宫产生产。如果是反复发作的复发病例，可以自孕 36 周开始口服抗病毒的药，预防发病。复发病变病情轻、疼痛轻，病毒含量少，可口服阿昔洛韦来预防，从孕 36 周起一直吃到生产。

B 溶血性链球菌筛查可以预防新生儿肺炎

GBS 名为 B 溶血性链球菌，为女性阴道内条件致病菌，对孕妇本人通常没有伤害，但是在生产过程中可以感染胎儿，导致新生儿肺炎、败血症。按照美国的妇产科诊疗指南：建议孕妇在孕 36 周前后筛查 GBS，如果化验结果为阳性，需要在生产过程

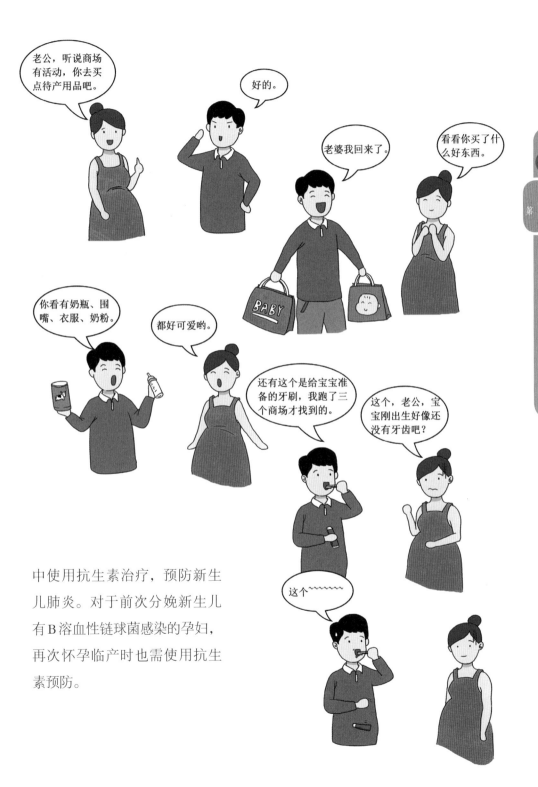

中使用抗生素治疗，预防新生儿肺炎。对于前次分娩新生儿有 B 溶血性链球菌感染的孕妇，再次怀孕临产时也需使用抗生素预防。

中使用抗生素治疗，预防新生儿肺炎。对于前次分娩新生儿有 B 溶血性链球菌感染的孕妇，再次怀孕临产时也需使用抗生素预防。

常大夫问答

Q&A

Q 胎儿坐在子宫里能顺产吗？

A 胎儿在子宫内的位置俗称胎位，在怀孕 32 周左右胎位会逐渐固定下来。怀孕早中期，胎儿在妈妈肚子里的位置一直在变化，到了孕晚期才逐渐变为纵位，包括头位和臀位两种形式，随着孕周增大，胎儿在子宫内活动空间减少，臀位自然变为头位的可能性在降低。

在目前医学条件下，建议臀位的孕妇进行剖宫产分娩。因为，一方面能够进行臀位接生的医护人员越来越少，另一方面胎儿越来越大，臀位后出头的风险明显增加。医学证据告诉我们胎儿发育最成熟的孕周是在孕 39 周，所以臀位的胎儿需要剖宫产的时间通常也在孕 39 周后进行。另外，怀孕 28 ~ 32 周的臀位，如果孕妇身体没有其他危险因素，可以在医生批准下进行膝胸卧位操，部分孕妇可以通过做操将胎位转成头位。尽管孕晚期臀位变化可能性下降，但不是零，极少数孕妇的胎儿孕足月仍可以自行变成头位，手术前需再次确认胎位。

宫颈做过手术能顺产吗？

宫颈是怀孕和生产的通路之一。怀孕期间它是胎儿的门卫，必须保证其始终处于关闭状态直至生产，才能保证胎儿的安全。孕前接受过宫颈治疗的孕妇，相当于门卫受过外伤，可能力不从心，无法关紧大门，怀孕后应定期观察宫颈的长度和形状改变，发现问题及时处理。

此外，曾经接受过宫颈治疗的女性，怀孕后需要面对的另一个问题是生产时可能遇到麻烦。宫颈治疗后局部会产生疤痕，生产时可能会妨碍宫颈扩张，也有可能出现宫颈撕裂导致产后出血。是否出现这些问题与宫颈治疗时病变范围、治疗方法有关。建议曾接受宫颈治疗的孕妇，一定要在生产前向产科医生说明。

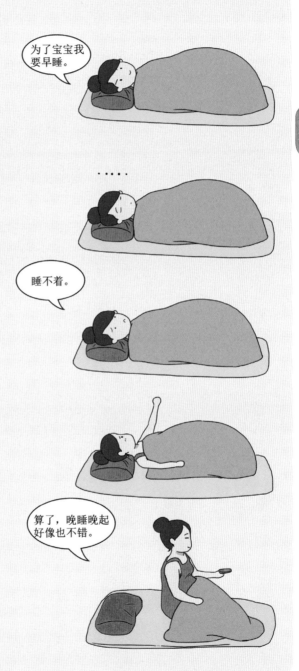

Q 脐带绕颈会勒着胎儿吗？

A 脐带绕颈是胎儿在子宫内活动的结果，目前脐带绕颈的原因不清，因此也谈不上预防。脐带绕颈的现象在孕期各个阶段都有发生，但在孕早期和孕中期胎儿在子宫内有足够的活动空间，这种缠绕通常可以在胎儿活动过程中自然解脱，孕晚期胎儿位置相对固定，因此才有机会描述清楚这种现象，通常脐带过长容易缠绕，可以缠绕胎儿各个部位，颈部最常见。

脐带缠绕给胎儿带来的危险通常在临产后、胎头下降的过程中。认识脐带缠绕可能带给胎儿的伤害及出现时间，进行严密监护是非常必要的，但孕期不应每天为此胆战心惊、坐卧不安，如果孕妇的产检一切正常，没有必要吸氧或频繁检查胎心监护。

Q 脐带缠绕可以顺产吗？

A 胎儿脐带绕颈是临床常见现象，在孕晚期经常可以见到，缠绕的周数多了，阴道分娩的成功率也随之下降。在医学教科书上没有明确指出脐带缠绕几周就需要剖宫分娩，但是脐带缠绕确实是临产过程中胎儿宫内缺氧的常见原因之一。对于有脐带缠绕的孕妇，临产后要密切监测胎心变化，出现异常及时手术。

胎儿发现脐带绕颈，无论是医生还是孕妇都做不了任何事情来改变它，静观其变最为重要。孕晚期应再次做超声检查，根据孕妇的具体情况，综合分析做出分娩方式的选择。通常脐带缠绕1～2周可以尝试顺产。

至于脐带缠绕后是否还余有足够的长度保证胎头通过产道，目前超声技术还无能为力，只有实践了才知道。在实际工作中，我曾分别遇到过脐带缠绕1周无法顺产和缠绕3周却成功顺产的例子，主要看缠绕胎儿颈部后剩余脐带是否足够长。有一点需要说明：欧美的超声报告并没有关于脐带缠绕的描述，并不是说他们的胎儿没有缠绕，只是发达国家没有把脐带缠绕当做产前的危险因素。目前，我国的现状是医院的超声报告将脐带绕颈显示出来，这一做法的直接后果是导致孕妇手术生产率的上升。

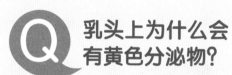

Q 乳头上为什么会有黄色分泌物？

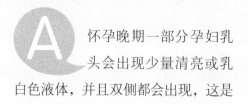

怀孕晚期一部分孕妇乳头会出现少量清亮或乳白色液体，并且双侧都会出现，这是正常现象，说明乳房已有分泌活动，为生后哺乳做好了准备，不建议孕妇在37周前经常挤捏乳头，因为这样会诱发体内释放催产素导致宫缩。若乳头出现血性分泌物，属于异常情况，需要到乳腺科就诊，明确原因。

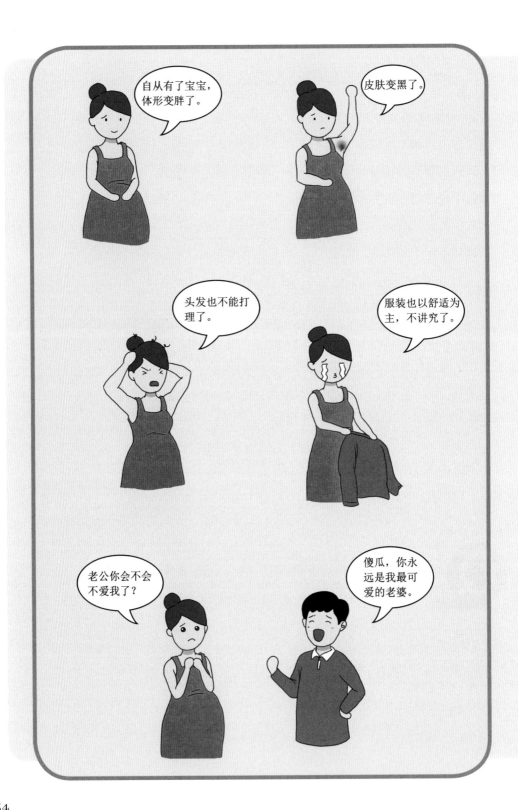

Q 增大的子宫好像快顶到胸口，呼吸困难、气短正常吗？

A 孕足月子宫体积较大，上界可直达腹腔的顶部并对膈肌产生压迫，孕妇呼吸时由于膈肌受到挤压，使吸气时阻力增大，出现呼吸困难、气短的现象，这多由于生理现象产生。如果伴随其他症状需排除心脏异常。

Q 剖宫产和顺产的宝宝有何区别？

在智力、体能方面没有差异，选择何种生产方式应根据胎儿、骨盆、产力等情况综合判断。

A 目前的医学证据表明：顺产和剖宫产分娩的孩子，

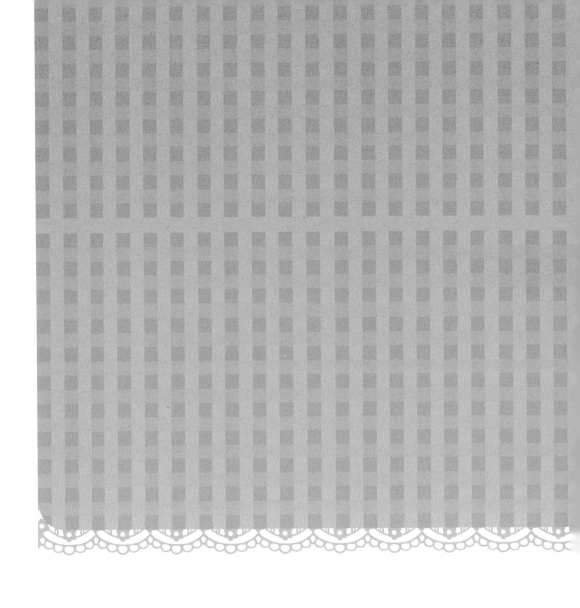

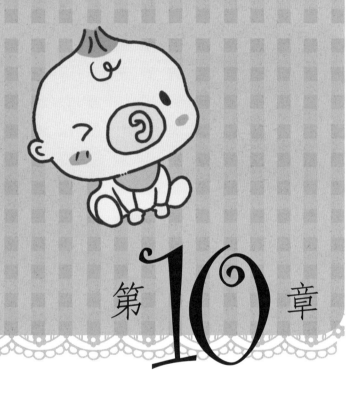

第10章

怀孕 10 个月

40 周

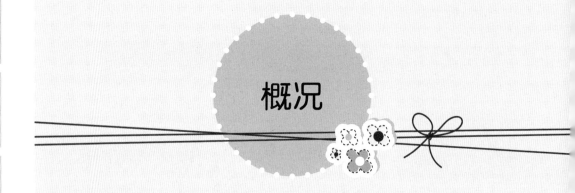

概况

这个月的孕妇身体庞大，活动时会感觉身体很累，甚至连双腿都觉得沉重。而大部分胎儿的头已经朝下，头盖骨柔软但未闭合，已为顺利分娩做好准备。临近生产，随时可能发动宫缩，赶快备好待产包准备迎接宝宝的诞生吧！

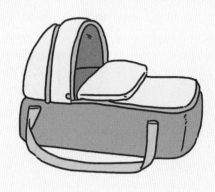

产 前 检 查

血常规、尿常规，测量血压和体重，肝肾功能、凝血功能检查。

超声检查：评估胎儿大小、羊水量、胎盘成熟度、胎位等。

胎心监护（NST）检查。

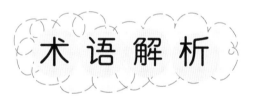

术 语 解 析

贫血

孕妇于妊娠中晚期对铁的需求量增多，单靠饮食补充明显不足，应自妊娠 4 ~ 5 个月开始补充铁剂，如每日 1 次口服硫酸亚铁 0.3g，预防贫血。若已出现贫血，应查明原因，缺铁性贫血孕期最常见，可加大剂量，一般口服硫酸亚铁 0.6g，另外补充维生素 C 能增加铁的吸收。

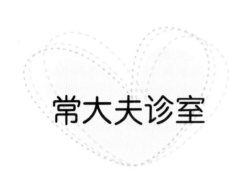

常大夫诊室

胎心监护检查

胎心监护检查需要 20 ~ 40 分钟完成。如果 20 分钟内有 3 次胎动并伴随胎儿心率增加，说明胎盘功能良好，胎儿没有危险。胎心监护检查可以预测未来一周内胎儿的安危。

预示生产的信号

怀孕后，一般都会通过公式计算来获得预产期。在预产期前 3 周和预产期后 2 周（即怀孕 37 ~ 42 周）出生的孩子都是正常的，新生儿并非都在预产期那天出生。2 ~ 3 成左右的

胎儿会在预产期前后出生，在预产期前后 1 周还会有约 7 成分娩，如果超过预产期 7 ~ 10 天没有发动宫缩，需要人为发动宫缩催生。

临近预产期很多人都想知道何时能分娩。尽管目前的医学技术还不能精准计算分娩发动的时间，但是临床上有一些迹象会预示即将临产，列举如下：

1. 见红，阴道流出混有少量血液的分泌物。

2. 月经样感觉，阴道分泌物增加。

3. 假宫缩频率增加，甚至夜里不能入睡。

4. 个别人出现轻微腹泻。

5. 破水。

出现以上几种状况意味着即将临产。

需要紧急入院的几种情况

如果出现以下情况需要紧急入院：

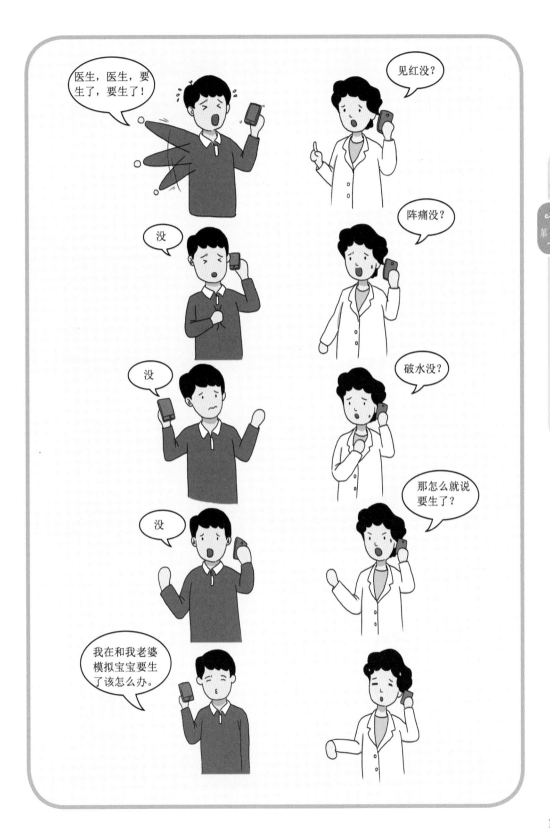

1. 胎膜破裂；

2. 胎动异常；

3. 阴道大出血；

4. 规律宫缩；

5. 意外跌倒碰撞。

进餐用器具、酒精、棉棒等。

爸爸可以带上照相机、适当的现金和银行卡。

准备待产包

临近生产，准爸爸准妈妈即将见到在肚子里待了 10 个月的宝宝了，心情一定很激动。可别忘记提前准备好待产包，以便宫缩一发动拎包即刻出发。待产包的准备没有标准，以下物品仅供参考：

为宝宝准备：洗澡盆、浴巾、洗浴用品、吸奶器、奶瓶（S 号奶嘴）、小勺、围嘴、手帕、手套、帽子、袜子、湿纸巾、纸尿裤、包被、开襟衣服，此外还可准备色彩鲜艳、带有声音、能够转动的玩具等。

为妈妈准备：棉质内裤、哺乳内衣、柔软拖鞋、卫生巾、卫生纸、尿垫、牙具或漱口水、护肤品、洗发水、沐浴露、脸盆、毛巾、水杯、

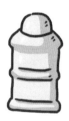

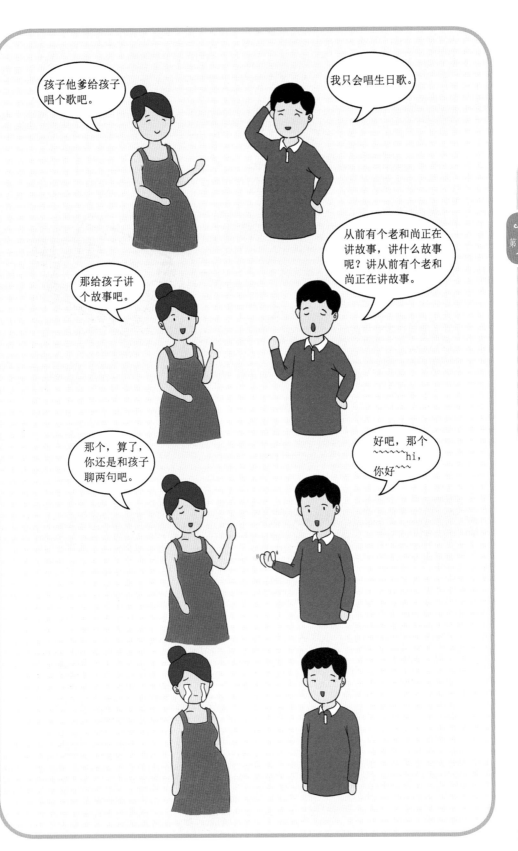

常大夫问答

Q&A

Q 下肢水肿怎么办?

A 孕期下肢肿胀的现象非常常见，尤其在孕晚期明显，其原因是由于孕期腹腔压力增大、血容量又增加了 1500ml，导致下肢血液循环阻力增加，这种水肿往往休息后会缓解。为了减轻水肿的程度，坐位时可以用凳子抬高下肢、经常按摩小腿，睡觉时在小腿处放一个小枕头，这些都可以帮助缓解水肿。

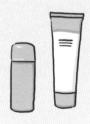

Q 羊水减少怎么办?

A 评价羊水经常会用到羊水指数的概念,羊水指数是指子宫内四个象限羊水深度的总和。超声判断羊水过少的方法有两种,第一种是看单一象限羊水深度,第二种是看四个象限的羊水深度之和(即羊水指数)。在判断羊水量时,羊水指数比羊水深度更可信。孕晚期羊水量会随着预产期的临近而出现下降趋势,羊水指数小于 5cm 时诊断为羊水过少,这也是国际标准。

羊水主要来自胎儿尿液,处于动态变化当中。母亲严重高血压、脱水状态、胎盘功能低下、胎儿心脏畸形或泌尿系统畸形都可能与羊水量下降有关。孕足月前羊水过少要检查胎儿泌尿系统畸形问题,B 超和脐血穿刺检查可以帮助诊断是否畸形。出现羊水过少的现象后,应密切监测胎儿状况。持续存在羊水过少,会导致胎儿的肢体受压甚至畸形,需提早终止妊娠,同时羊水过少还会导致胎儿无法耐受宫缩,常需手术生产。羊水减少并非顺产的禁忌证,事实上羊水量经常会有一定的波动,并非都呈进行性下降状态。

循证医学给出的结论为:羊水过少时,大量喝水或输液等手段均没有治疗作用。如果羊水持续减少、各项检查也没有发现畸形,孕 34 周前需要促胎肺成熟,适时终止妊娠,同时孕妇应转入有早产儿护理能力的医院分娩。羊水过少没有有效的干预措施,左侧卧位改善子宫胎盘的血流循环是最简单可行的干预方法。

孕晚期血白细胞升高是感染吗?

女性怀孕后，血白细胞会有不同程度的升高，尤其以孕晚期升高得更为明显。白细胞升高的波动范围很大，这与孕妇怀孕前的基础白细胞数值有关，普通人的白细胞数值在 4000 ~ 10000 之间。医学上规定孕晚期白细胞数值小于 15000 属于正常范围。

胎头不入盆怎么办?

胎头入盆是胎儿自然选择的结果，孕妇和医生无法采取强硬措施使其入盆。初产妇胎头入盆的时间始于孕 36 周，胎头入盆过早会有早产风险，也有孕妇在临产后胎头才入盆。36 周后入盆是能够顺产的好兆头，但也不能说胎头入盆就一定能顺产。经产妇入盆通常在临产后出现。

孕妇在孕晚期要加大运动量，通过地心引力作用可以促进胎头入盆。如果超过预产期胎头仍未入盆，应警惕头盆不称，应重新评估能否顺产，临床上对此现象也有诊断叫做初产头浮。

影响胎头入盆的因素很多，例如胎头在子宫内的方位、脐带缠绕与长度、腹壁松弛度、子宫是否有肌瘤和胎盘前置等。

此外，孕晚期悬垂腹胎头未入盆者，并非一定需要手术生产，可以佩戴孕妇专用的托腹带，坚持走路促进胎头入盆、促使生产发动。

破水了怎么办？

破水临床上又称为胎膜早破，孕早期出现胎膜早破是比较麻烦的事情，母儿均面临感染风险，胎儿主要的风险为早产的危害，胎儿出生后呼吸窘迫需要辅助呼吸。孕 37 周前的胎膜早破的原因有：感染、胎膜自身薄弱、子宫张力过大、暴力冲撞等，绝大多数与感染有关，常见的原因有沙眼衣原体或细菌性阴道病等。

孕 34 周前破水应首先促肺成熟、预防感染，选择在有早产儿护理能力的医院分娩，充分与主治医生沟通，权衡利弊做出选择。

孕足月自然破水不是剖宫产的指征，如果没有顺产的禁忌，仍有自然分娩的可能。足月孕妇自然破水后通常宫缩会自己出现，在此之前应严密监测胎儿、羊水量及感染状况，破水后 12 ～ 18 小时应使用抗生素预防感染，如果没有宫缩发动，需要在破水后 2 ～ 12 小时行引产。超过预产期破水，如果宫颈条件成熟，也可以直接进行催产素输液引产。

破水后羊水量会有所降低，但不会马上消失，不要担心羊水流尽的问题，羊水会不断产生。

PH 值试纸检测，如果阴道分泌物呈碱性证实为胎膜破裂需留院观察。

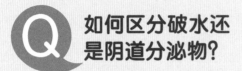

Q 如何区分破水还是阴道分泌物？

A 伴随多量羊水排出的破水很好诊断，但少量破水有时难以区别，需前往医院进行

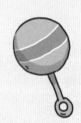

Q 什么是正常产？

A 医学上定义正常产的分娩孕周是在怀孕 37 ~ 42 周。在此孕周期间的分娩都叫正常产，自然临产是瓜熟蒂落的结果，无论胎儿出生体重如何，都可以认为其器官发育成熟。当然，如果胎儿体重小于 2.5kg，为低出生体重儿。因医学原因需要手术分娩时，如果母儿状况良好，宜安排在 39 ~ 40 周之间，因此时分娩新生儿并发症最少。

Q 超过预产期怎么办?

A 正常产的定义为孕37 ~ 42周,在这段时间出生的孩子都属于正常范围,因此过了预产期没有动静无需过度紧张。

医学虽然进步了,但还不能准确预知分娩发动时间。医学规定了预产期,并不是说到那天都会生,绝大多数妊娠都会在预产期前后发动,在预产期前3周和预产期后2周出生的婴儿都叫足月儿。如果超过预产期1周没有发动宫缩,又没有顺产的禁忌证,可以入院进行引产,而不是直接手术生产。引产前需要检查宫颈成熟情况(宫颈评分情况),根据评分情况决定引产方式。

Q 引产方法有哪些?

A 引产最常使用的药物就是催产素静脉输液,但并不是所有孕妇都可以直接使用催产素,如果宫颈没有成熟的话,直接输液就会失败。目前临床有一种药物叫普贝生,其成分是前列腺素制剂,经过阴道放置之后可以促宫颈成熟,当宫颈成熟后,再使用催产素,就降低了引产的失败率。

具体采用哪种引产方法,要医生检查宫颈条件来决定。除了普贝生能改变宫颈成熟度以外，过去还有一种小水囊引产的方法，这种引产方法目前使用很少，因为小水囊引产有感染的风险，普贝生引产并不增加感染的风险，所以几乎被普贝生替代了。如果孕妇对普贝生过敏还可以用小水囊软化宫颈，后续的引产方法是一样的。临床上还有一种发动宫缩的方法就是人工破膜，人工破膜之后羊水中的前列腺物质会排出，会诱发宫缩的自然发动，具体采取哪种方法，产科医生会根据孕妇的情况做决定。

Q 引产很痛吗？

A 通常孕妇超过预产期7~10天没有发动宫缩，可以实施引产（催产）。引产前需要再次评估胎儿大小、宫颈条件、胎盘功能，根据检查结果决定引产方式。引产就是人为发动宫缩，但是由于孕妇的个体差异，并不能保证引产会百分之百成功，一旦失败，可能需要二次用药或手术。

很多孕妇非常担心引产诱发的宫缩，认为引产会非常疼痛，事实上无论是引产还是自然临产，目的就是发动宫缩使宫口开大，只要是标准宫缩，二者的疼痛程度没有明显的差异。由于引产需要药物人为干预、存在相关并发症，因此引产是需要医学指征的，如超过预产期、孕妇或胎儿状况不宜继续等待等。

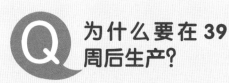

Q 为什么要在 39 周后生产?

A 医学规定在 37 ~ 42 周之间出生的胎儿称为足月新生儿。尽管如此，就胎儿发育而言，胎肺、大脑等重要器官的生长发育会一直持续至怀孕 39 周，39 周后分娩的新生儿，入住重症监护室、需要额外医疗干预的机会明显下降，因此在母儿安全的前提下，无论是催产还是剖宫产，都应在孕 39 周后实施。

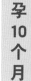
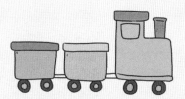